Genesung oder Katastrophe

Erfahrung, Kraft und Hoffnung

mit den Zwölf Schritten

der Anonymen . . .

Karl M.

Verlag MEGA TRENDS

Titelbild: The Image Bank/Patrick Eden

2. Auflage 1992

Ich bin fertig!

Ich komme vom Fernsehn und der Film, der war Mist.
Zu nichts habe ich Lust! Weißt Du auch, wie das ist?
Und ich geh' in mein Zimmer, nehm' die Zeitung mir vor...
und dann werf' ich sie weg, alles ist wie zuvor!

Ich nehm' eine Zigarette und steck' sie mir an,
und ich denk an nächste Woche, wenn ich bei dir sein kann.
Ich denk' auch an damals, als ich nahe Dir war.
Und ich denk' an meine Zukunft, an das kommende Jahr.

Doch ich weiß nicht, was dann sein wird,
was die Zeit uns noch bringt.
Und ich denk' an meine Pläne
und ob mein Leben gelingt.

All das rastlose Schaffen,
alles Streben nach Gewinn,
all das Hasten und Raffen -
darin seh' ich keinen Sinn!

Und doch tu' ich's immer wieder,
seh' nur mich noch und mein Glück.
Egoismus heißt mein Leiden.
Und das bricht mir das Genick!

Ich tu' alles mit Berechnung,
nur auf Vorteil stets bedacht.
Und doch bin ich nur ein Wandrer,
nur ein Blinder in der Nacht!

Einsam irre ich durch's Leben,
suche nach Befriedigung.
Aber nichts kann sie mir geben.
Heute frag' ich mich: Warum?

Draußen trag' ich eine Maske,
bin der kommt und sieht und siegt,
bin der Star, der Größte, Beste,
bin der heiß und innig liebt,

weiß Bescheid in allen Sachen,
bin der alles kann und tut,
bin bereit und helfe Schwachen,
bin der Freund, bin lieb und gut.

So erscheine ich den andern -
mit der Maske vorm Gesicht.
Einsam muß ich weiterwandern.
Dunkelheit verdeckt das Licht!

Sag' ich andern, was ich fühle,
zeig' ich, wie ich wirklich bin,
sprech' ich über meine Ziele,
tret' ich offen vor sie hin,

werde ich doch **nicht** verstanden -
was ich sag' betrifft sie nicht!
Darum bleib ich unverstanden,
bleib' ich weiter ohne Licht!

Mein Sucht-Baum

Ich heiße Karl, ich bin Alkoholiker, drogensüchtig, beziehungssüchtig, sexsüchtig, nikotinsüchtig, geltungssüchtig, machtsüchtig ... ichsüchtig. Ich habe heute nicht gesoffen. "Hauptberuflich" bin ich Alkoholiker, denn wenn ich das erste Glas trinke, bricht auch alles andere in sich zusammen. Alkohol ist der dicke, fette Stamm des Baumes der Sucht. Er hat viele z.T. recht dicke Äste.

Stutze ich einen zurecht, wachsen die anderen um so kräftiger nach. Aber die Wurzel ist der Egoismus, und diese Wurzel geht das Zwölf-Schritte-Programm an. Je mehr ich zu dem werde, was ich im Innersten eigentlich bin, je besser es mir mit Hilfe der Gruppe und der Höheren Macht gelingt, eine Maske nach der anderen fallen zu lassen, je weiter ich also voran komme auf dem Weg meiner Ent-wickelung, desto kleiner und unwichtiger wird mein Ego, desto anonymer werde ich. Aus dem christlichen Bereich stammt die treffende Formulierung des Angebotes, das mir der liebende Gott unserer Gruppen macht: "Kommet her zu mir alle, die ihr mühselig und beladen seid, ich will euch erquicken." Ich hatte und habe viel abzuladen und will die Freude über mein neues Leben mit euch teilen. Wer in unseren Gruppen Hilfe sucht, ist geschickt von der Höheren Macht und ich bin für ihn verantwortlich. Falls ich mich über jemand ärgere oder ihn ablehne, ist er ein guter Spiegel für mich, indem er mir zeigt, was ich selbst an mir habe. Ohne mich selbst zu demaskieren, könnte ich also nicht die Traditionen-Keule schwingen und jemanden - von meinem Minderheitsrecht Gebrauch machend - des Meetings verweisen, nur weil er vielleicht die "falsche" Sucht hat und kein "reinrassiger" Alkoholiker ist. Jeder Baum hat eine Wurzel - nur die Form der Äste variiert.

Der Ast

Ein Mensch, wie ich, wollte einen hohen Berg besteigen, den 'Berg seines Lebens' meistern. Er suchte den Weg des geringsten Widerstands zum Gipfel. Dennoch gelangte er bei seinem Aufstieg in gefährliche Situationen, die er nur mit viel Glück durchstand. Als er sich schon dem Gipfel nahe glaubte, rutschte er ab. Im letzten Moment bekam er einen Ast zu fassen und hing nun über dem gähnenden Abgrund. Der Ast begann zu brechen. In seiner Todesangst und Verzweiflung schrie er zu Gott:

"Wenn es dich gibt, hilf mir!"

Da kam eine Stimme von oben: "Schön, daß du dich an mich erinnerst. Ich bin auch bereit, dir zu helfen. Aber willst du Dir denn helfen lassen?" Der Ast knackte bedenklich. "Natürlich will ich!"

"Dann bist Du sicher auch bereit etwas zu tun, damit ich dich retten kann?" "Du siehst doch, wie hilflos ich bin, was kann ich denn noch tun?"

Und Gott antwortete: "Laß den Ast los!"

Mit den Anonymen Alkoholikern saufen?!

Mit 16 fing ich mit einer Flasche Wodka an. Mir war furchtbar übel, und ich glaubte mich vom Alkohol ein für allemal kuriert zu haben. Dann habe ich solange geübt, bis ich mir selber glaubte, daß es schmeckt. Es folgte das übliche Elend: Filmrisse, Lügen, Führerschein weg, Auto Totalschaden, Arbeits- und Wohnungswechsel, zwei Jahre Knast, Neuanfang, feststellen müssen, daß alles doch immer nur das alte Lied ist, Freundin nebenbei, immer einsamer und unverstandener . . .

Meine zweite Frau fand zu Al-Anon. Seitdem durfte ich offiziell saufen. Sie zählte die Flaschen nicht mehr, machte mir keine Vorhaltungen mehr, ***ent****schuldigte mich aber auch nicht mehr beim Arbeitgeber, ließ mich betrunken dort liegen, wo ich umgefallen war. Sie ließ AA-Literatur auf dem Nachttisch liegen, die ich heimlich las. Vom Kopf her glaubte ich alles zu verstehen. Der Leidensdruck stieg. Meine Reaktion: Mehr desselben. Trinken, solange es irgend geht. Es ging noch drei lange Jahre und wurde immer unerträglicher. Ich trieb es unbewußt auf die Spitze. Als mir meine Frau mitteilte, daß sie endgültig genug hat von mir, die Scheidung einreicht und weit weg zieht, war ich reif für AA.*

Ich ging jeden Tag ins Meeting und die Euphorie begann. Es fiel mir leicht trocken zu bleiben. Die Körpersymptome verschwanden schnell, ich war pünktlich auf Arbeit, wusch mich wieder. Jemand sagte mir nach dem Meeting: "Bring' Dein Umfeld in Ordnung!" Das wollte ich. Und zwar alles auf einmal und 150%ig. Hatte ich meine Frau stets nur belogen, betrogen und ausgenutzt, was anderes hatte ich mit der Freundin gemacht? Ich beschloß, mich auch von ihr zu trennen, und organisierte einen "schönen Abschluß". Wir fuhren für ein paar Tage in die Alpen. Ich ging nicht mehr ins Meeting. Zurückgekehrt, teilte ich ihr meinen Entschluß mit. Dabei trank ich drei Flaschen Bier und gab ihr das Gefühl: Und Du bist schuld, daß ich wieder saufen muß. Ich probierte es normal zu trinken. Es klappte. Mir kamen Zweifel. Es war dieses Vierteljahr alles so leicht gegangen. Vielleicht war ich doch kein Alkoholiker?

Meine Frau sagte: "Er trinkt nicht mehr, hat keine Freundin mehr" und kam zu mir zurück. Wir wohnten getrennt, und ich ging nur noch einmal die Woche ins Meeting. Zu Hause trank ich heimlich und bald auch wieder unheimlich. Ich konnte es immer noch gerade so meistern. Im Meeting sagte einer zu mir: "Wenn Du weiterhin regelmäßig zu AA kommst, kannst Du ruhig weitersaufen!" Ich war stocksauer und wechselte das Meeting. Der Freund war offenbar Fachmann und hatte mich durchschaut. Im Getränke-Shop war ich immer ängstlich darauf bedacht, daß mich niemand sah. Das Leergut deckte ich sorgfältig mit Müll ab. Ich fing an im Kalender Kreuze zu machen, wenn ich trank. Ich fing an zu kämpfen. Das hatte ich bisher noch nie versucht, aus Angst es ja doch nicht zu schaffen. Ich fuhr allein in Urlaub. Dort trank ich jeden Tag. Die kleinen und größeren Katastrophen häuften sich proportional zur Anzahl der Kreuze im Kalender.

Zum erstenmal gab ich im Meeting zu, noch zu trinken. Meist fuhr ich anschließend zur Tankstelle und holte mir Stoff. Ich kann mich erinnern, wie ich im Bett lag, eine Flasche nach der anderen trank, dabei das 5.Kapitel im Blauen Buch las und Rotz und Wasser heulte, was ich für ein armes Schwein bin. Dort stand nämlich, daß dieses Programm absolute Ehrlichkeit erfordert und diejenigen schlechtere Genesungschancen haben, die nicht ehrlich sind. Da hatte ich also den Grund gefunden und suhlte mich erbarmungslos im Selbstmitleid.

Ich sagte mir, wenn ich schon saufen will, dann brauche ich auch nicht mehr ins Meeting zu gehen, da kann ich zwei Stunden eher anfangen. Das tat ich, und es wurde rapide schlimmer mit mir. Ich bekam es mit der Angst zu tun und beichtete im Meeting unter Tränen, was ich für ein schlechter Mensch bin, der nicht ehrlich sein kann und sich deshalb kaputtsaufen muß. Die Freunde lachten und meinten, ich hätte mir da eine schöne Ausrede zurechtgebastelt. In dem Moment war die Luft raus aus meinem Argument. Ich ging wieder jede Woche einmal hin und schwieg. Ich hätte ja doch nur erzählen müssen, daß ich wieder versagt hatte. Mit meiner Frau ging ich zur Eheberatung. Das Ergebnis war Scheidung. Die Lage wurde immer aussichtsloser.

Ich fing an die Freunde zu beneiden, die glaubhaft schlimmer gesoffen hatten als ich und nun schon Jahre trocken waren. Neid ist für mich inzwischen die ehrlichste Form der Anerkennung. Einige strahlten eine Liebe und Gelassenheit aus, die mich immer wieder hinzog. Wenn ich mal wieder jammerte, daß ich es wieder nicht geschafft hatte, sagten sie freundlich: "Schön, daß Du da bist, komm wieder!" Ich wurde sogar umarmt. Ich fühlte, daß sie es so meinten, wie sie sagten. Das konnte ich nicht verstehen. Ich hatte doch so gar nichts zu bieten, war in meinen Augen der letzte Dreck. Und trotzdem gaben sie mir die Wärme, das Verständnis und die Liebe, die ich mir immer ersehnte und versucht hatte mit egoistischen Methoden zu erkämpfen, mit Clown spielen, mit Masken tragen, mit Anpassen, mit Habenwollen, mit "Der Größte, Schönste und Beste" markieren. Und hier bekam ich das einfach so - umsonst.

Während ich mich erinnere und diese Zeilen schreibe, stehen mir die Tränen in den Augen. Es war die Zeit, als die Berliner Mauer fiel. Da fiel auch meine Mauer. Ich hatte mich aufgegeben. Ich sagte mir, wenn ich mich schon kaputtsaufen muß, dann will ich wenigstens noch einen einzigen Tag trocken sein. Ich tröstete mich mit der Vorstellung: Morgen gehe ich in den Supermarkt, hole mir einen ganzen Kasten Bier und trinke ihn aus. Abends ging ich ins Meeting und redete ehrlich. Am nächsten Tag das gleiche. Seit über zwei Jahren hatte ich Telefon-Nummern von AA-Freunden, von denen ich jetzt erstmals Gebrauch machte. Ich hatte es früher, wenn die Flasche abends vor mir auf dem Tisch stand, nicht fertiggebracht anzurufen. Wahrscheinlich ahnte ich, daß mich der Anruf vom Trinken abbringen könnte. Und das große schwarze Loch in mir schrie doch nach Alkohol! Jetzt funktionierte es.

Es ging gar nicht so leicht wie beim ersten Mal. Ich war leer, ausgebrannt, wie zerschlagen. Ich fühlte die innere Zerrissenheit, zwei Seelen in meiner Brust, hielt mich für verrückt. Wenn es mit "90 Tage - 90 Meetings" schon mal geklappt hatte, warum nicht wieder? Ich ging wieder jeden Tag. Auf einmal war eine Woche zusammen. Nun tat es mir um die schöne Woche leid. Ein Glas - und ich hätte wieder von vorne anfangen müssen. Es war mir inzwischen egal, was die Leute im Meeting und auch sonst von mir dachten. Hauptsache trocken! Ich redete mir alles von der Seele, ohne Rücksicht auf Verluste. Erstmal wurde es schlimmer. Ich hatte noch Haschisch, den ich nicht wegwerfen wollte, und rauchte um mich zu betäuben, mich nicht aushalten zu müssen. Er hatte aber eine ähnliche Wirkung wie Alkohol. Ich besorgte mir keinen Nachschub mehr.

Wochenlang konnte ich nicht schlafen und wälzte mich von einer Seite auf die andere. Alles, was mir dabei hochkam, erzählte ich im Meeting. Auf dem Weihnachtsmeeting erzählte jemand, wie er für sich einen Schritt nach dem anderen im AA-Programm gemacht hatte. Sein Beispiel leuchtete mir unmittelbar ein. Ich weiß noch, wie ich zu Hause - auf meiner Müllhalde mit Trampelpfad zwischen Küche und Schlafzimmer - in meiner Matratzengruft lag und inbrünstig zu Gott betete: "Okay, du hast mich erwischt, ich geb' es auf vor Dir wegzulaufen. Dann müssen wir es halt in Zukunft gemeinsam machen." Das war mein Zweiter Schritt.

Mit dem Dritten tat ich mich sehr schwer. Mein Leben der Höheren Macht anvertrauen, das ging ja noch, das war so schön allgemein. Aber meinen Willen? Den wollte ich doch nicht an der Garderobe abgeben und als ferngesteuerter AA-Depp durch die Gegend tappen. Das hätte ja auch Konsequenzen gehabt. Ich hätte liebgewordene Laster und Fehlverhalten in Angriff nehmen müssen. Ich hatte regelrecht Angst davor, ein guter Mensch zu werden. Frisch geschieden, also dürfte ich nun eigentlich offiziell mit anderen Frauen und jetzt dieser Dritte Schritt - also Kloster. Nein, das war nichts für mich! Im Meeting das bekannte entwaffnende Lachen, als ich meine Gewissensnot teile. Es war wohl doch nur eine Ausrede um mich nicht weiterentwickeln zu müssen. Ich kannte mich eben nur im gemütlichen Elend aus. Ich beschloß, zunächst einmal nur für heute "den Entschluß zu fassen ..." und weiterhin jedesmal im Meeting darüber zu reden. Ich muß für die anderen ziemlich nervig gewesen sein in die-

ser Zeit. Aber es war jetzt ehrlich, was ich sagte und ich mußte nicht mehr trinken.

Besoffen hatte ich immer einen Schutzengel. Jetzt traf mich eine Prüfung nach der anderen. Ich fing an mich zu spüren, Angst und Wut und Schmerz rauszulassen. Der Vierte Schritt stand an. Seitdem bin ich damit beschäftigt und komme wahrscheinlich nie ganz zum Ende. Aber das muß ich auch nicht. Der Weg ist das Ziel! Ich lernte mir einzugestehen, wer ich bin und wie ich bin. Doch noch mehr: Ich lernte auch, es mir zuzugestehen, mich liebzuhaben, meinen Gefühlen und meinem Verstand zu trauen. Im Beruf habe ich einen Computer, der nur etwas tut, wenn man ihn vorher mit einem Passwort füttert. Ich richtete es so ein, daß ich mehrmals täglich "Ich bin nett" eintippen mußte. Oh, das war eine schwere Übung. Anfangs kam es mir wie eine Lüge vor. Erst ganz allmählich wurde ich sicherer, wurde mir bewußter, wie ich bin - also selbstbewußter.

Wenn ich heute lese, was ich damals zum Vierten Schritt aufgeschrieben habe und was nur eine schier unerreichbare Zielvorstellung war, so ist vieles davon heute schon 'fast' selbstverständlich geworden. "Fast", weil es ein Geschenk meiner Höheren Macht und der Gruppen, die ich noch immer fast täglich besuche, ist. Mein Leben ist heute lebenswert, wie noch nie. Ich habe heute Freunde, eine hübsche, helle Wohnung und eine süße kleine Tochter. Ich habe Frieden mit mir geschlossen und bemühe mich, die Liebe und das Verständnis, das mir geschenkt wurde, an andere weiterzugeben. Denn nur, wenn ich diese Errungenschaften meiner Trockenheit teile und weggebe, kann ich sie behalten und neu dazubekommen. Es funktioniert.

Raus aus dem Teufelskreis

"Groll ist der Missetäter Nummer eins. Er zerstört mehr Alkoholiker, als es andere Dinge tun." steht auf Seite 74 in der deutschen Ausgabe des Blauen Buches. Und auf der gleichen Seite: "Der Alkohol war dabei nur ein Symptom." Meine Erfahrung ist diese: Wenn mein Ich sich bedroht oder zu kurz gekommen fühlt, erzeugt das Angst, die Wut gebiert. Wut ist ein Kind der Angst. Es entsteht vielleicht der Wunsch, einen anderen Menschen zu verletzten. Oft lasse ich die Wut nicht zu und sie versteinert zu Groll, der beständig in mir nagt. Durch Wiederholung dieses Verhaltensmusters steigt der Druck in mir. Alle Gedanken sind Kräfte - mit der Tendenz sich zu verwirklichen. Die geballte Ladung meiner Aggression möchte sich gewaltsam Luft verschaffen. Das ist es, was sich als Bedürfnis äußert, zu verletzten, zu vergewaltigen, zu morden. Wenn ich mich in jedem Augenblick so zeigen kann, wie ich bin, mir meine Ängste und Aggressionen eingestehe und zugestehe, brauche ich diese Emotionen nicht mehr anstauen zu lassen. Ich werde in jedem Moment meinen Wünschen und Impulsen folgen dürfen. Damit meine ich nicht Impulse zu ***Re****aktionen, sondern schöpferische, ursprüngliche Impulse. Ich werde agieren statt nur zu reagieren. Dann werde ich gar nicht erst - oder nicht mehr - in solche Konflikte geraten. Komme ich dennoch in sie hinein, werde ich mich nicht von Verzweiflung leiten lassen. Kopflastige Erörterungen - wie etwa vom*

sogenannten Tyrannenmord her bekannt - sind berechtigte Theorien, die meine praktischen Verhältnisse jedoch kaum getreu widerspiegeln.

Ich versuche mich stattdessen an das anzuschließen, was ich "Höhere Kraft" nenne. Das tue ich im Dritten und immer wieder im Elften Schritt. Ich bitte Gott, mir den besten Weg zu zeigen, denjenigen Weg, der wirklich geeignet ist, dem Übel Einhalt zu gebieten. Das muß nicht ein Mord oder Selbstmord sein. Wenn es aber nach meinem Empfinden nicht anders sein kann als zu verletzen, zu vergewaltigen, zu töten, dann sage ich mir, daß ich wie ein guter Torero handeln werde, der dem Opfer keine Möglichkeit gibt, auszuweichen, und unnötige Quälerei vermeidet. Ich schiebe die Tat noch etwas auf und bete vorher um Gottes Segen. Erst wenn ich sicher bin, daß ich ihn habe, dann führe ich den perfekten Streich. Das Beten um den Segen Gottes ist eine Art Trick, um mir selbst auf die Schliche zu kommen. Denn dabei spüre ich intuitiv genau, ob das, was ich vorhabe, in Ordnung ist oder nicht.

Bei den religiösen Geboten befiehlt mir nicht Mose oder irgendeine sonstige Autorität außerhalb von mir "Du sollst nicht morden! Du sollst nicht ..." sondern Gott, der (auch) in mir ist. Es sind nichts als Abbilder innerer Wahrheiten, tief verwurzelter Urinstinkte, die wir alle in uns entdecken können. Wenn ich ihnen als innere Richtschnur folge, mißdeute ich sie nicht als Moralvorschriften irgendeines fernen Schulmeisters. Wenn ich in die Stille und in den Frieden mit mir und der Höheren Macht komme, ***werde*** *ich Vater und Mutter ehren,* ***wird*** *es mir wohl* *ergehen, werde ich nicht morden, werde ich nicht stehlen usw. Ich kann es als todbringendes Gesetz, aber auch als Hoffnung spendende Verheißung betrachten. Wenn mein Ego an diese Grenzen stößt, spüre ich in mir eine Hemmung und lege es vielleicht darauf an, mich über diese Hemmung hinwegzusetzen. In den tiefsten Tiefen meines Wesens weiß ich jedoch, daß alles, was existiert, jeder Mensch und die ganze Menschheit miteinander verbunden, eine umfassende Einheit bilden. Wenn ich also meinem Nächsten Schaden zufüge, ihn schlecht mache, mache ich mich damit selber schlecht, schade ich mir selbst am meisten. Darin liegt für mich das Geheimnis des Achten und Neunten Schrittes der Wiedergutmachung. Indem ich das Gute, was ich bekommen habe, an andere weitergebe, mit ihnen teile, an ihnen wiedergutmache, mache ich mich selber gut!*

Selbstverständlich kann ich trotz dieses Wissens den Wunsch haben, etwas zu tun, was vielleicht erst in zweiter Instanz - sozusagen indirekt - meinem Nächsten Schaden zufügt oder weh tut. Wenn ihm etwas weh tut, muß dies allerdings nicht immer Schaden sein. Es kann auch Nutzen sein. Ich wünsche mir also etwas für mich selbst. Und indem ich es mir nehme, tue ich damit unter Umständen einem anderen Menschen weh oder bringe ihn in einen Konflikt. Ich bin nicht nur AA sondern auch Al-Anon. In den Meetings und am eigenen Leibe habe ich gelernt, was "Hilfe durch Nichthilfe" bedeutet. Ich habe leidvoll erfahren, daß ich anderen nicht die Verantwortung abnehmen und ihnen nicht meine aufbürden durfte, sondern sie "loslassen und Gott überlassen" mußte. Ich lernte liebevoll mit mir selbst umzugehen, mich berechtigt zu füh-

len, wenn ich mir etwas nahm. Das waren oft nahezu banale Dinge: Ein neues Kleidungsstück, Zeit für die Meetings, eine Urlaubsreise, eine Umarmung. Das Wahre liegt für mich, wie so oft, in der Mitte. Am besten ist es, meinen Nächsten so zu lieben, wie mich selbst. Nicht **nur** *mich, aber auch nicht* **nur** *ihn. Extreme sind einseitig, unvollkommen, un-heil.*

Dabei bedenke ich, daß jeder, daß alle sich selbst verantwortlich sind. Jeder Beteiligte spielt sein eigenes Drama, dessen Grundzüge er selbst entworfen hat. Gleichzeitig sind alle diese Einzeldramen miteinander verflochten. Das ergibt sich durch das Gesetz der Resonanz. Ich ziehe bewußt oder unbewußt Menschen und Situationen an, mit denen ich eine gemeinsame Wellenlänge habe. Es kann die Harmonie, die Übereinstimmung, der Gleichklang sein, wenn sich Wellenberg und Wellenberg dekken. Ich spüre das, wenn ich einem Menschen begegne, für den ich spontan Sympathie empfinde, Liebe auf den ersten Blick erlebe, nach kurzer Zeit des Zusammenseins das Empfinden habe, daß wir uns schon seit langem kennen. Da rastet etwas ein in mir. Mit untrüglicher Sicherheit gelingt es mir aus der großen Zahl der Menschen diejenigen herauszufinden, mit denen ich etwas zu tun habe. Auch wenn Wellenberg und Wellental sich decken ist Resonanz vorhanden. Dessen bin ich mir lange nicht bewußt gewesen. Seit frühester Kindheit an habe ich mit ähnlichen Menschen zu tun, wie meine Eltern und Geschwister. Das setzte sich in Schule, Beruf und Partnerschaft fort. Auch die Verhaltensmuster ziehen sich wie ein roter Faden in immer neuen Variationen des alten Themas durch mein Leben. Als ich das allmählich klarer sah, glaubte ich die Schuld für meine Krankheit in frühen Kindheitsprägungen gefunden zu haben. Da gab es wirklich schreckliche Ereignisse. In Wahrheit habe ich das alles gebraucht, um mich dorthin zu entwickeln, wo ich heute bin. Und ich gehe noch weiter: Ich habe mir dieses Schicksal (überbewußt natürlich) selbst ausgesucht. Den Glücklichen führt das Geschick, den Widerborstigen schleift es mit. Aber ich komme immer dahin, wo ich hin muß. Der Unterschied besteht nur darin, wie es mir dabei geht. Ob ich zufrieden dabei bin oder nicht. Die ***Heil****ung, das* ***Ganz****werden, ist in mir schon verborgen angelegt. Es ist nur noch verdeckt und muß (wie eine Geschenkpakkung) entwickelt - ausgewickelt werden. Die Lösung besteht darin, meine Ignoranz zu überwinden, zu durchschauen, daß es so ist, wie es ist. Andernfalls bekomme ich (scheinbar von außen) immer wieder dasselbe serviert, bis es so weh tut, daß ich mich damit befassen muß. Die psychosomatische Medizin hat dieses uralte Menschheitswissen inzwischen wiederentdeckt. Der Körper ist ein Ausdruck der Seele. Ich bekomme (bzw. nehme mir) immer, was ich brauche. Und das war früher fast nie (und ist heute noch nicht immer) das, was ich mit meinem Verstand will. Wir kennen alle die Geschichte von der Frau, die es endlich geschafft hat von ihrem Alkoholiker loszukommen, und sich sofort den nächsten sucht. Oft ist sie dann erstaunt, denn das wollte sie doch nun wirklich nicht?!*

Die Anziehung und Abstoßung über viele Ebenen hinweg erzeugt ein Zusammenspiel wie nach einer Choreographie, nur daß der Ablauf nicht im voraus von einem Choreographen beschlossen wurde, sondern sich in je-

dem Augenblick lebendig gestaltet. Nicht nur gleich und gleich gesellt sich gern, sondern auch Gegensätze ziehen sich an, ergänzen und bedingen sich. Aus solchen einfachsten Urprinzipien entsteht ein kompliziertes, lebendige Formen und Wirbel bildendes Geflecht. Auf mein Leben bezogen heißt das, daß ich nicht alle Situationen über einen Kamm scheren kann. Es gibt keine in Paragraphen gießbare, verbindliche Richtschnur, kein Regelwerk, das ich aufstellen könnte und das immer paßt. Würde ich das überhaupt wollen? Was ich wünsche, ist doch die Befreiung. Also gerade keine Vorschriften, die besagen: Du darfst oder du mußt!

Was ich tun kann ist zweierlei: Zum einen kann ich mir der Tatsache bewußt werden, daß ich keinem Wesen Schaden zufügen kann, wenn nicht ein Teil dieses Wesens mich dazu einlädt. Solange ich mich in der Opferrolle verstrickt hatte, war es schwer bis gar nicht für mich einzusehen, daß das auch umgekehrt gilt. Zum zweiten kann ich mir klar werden, daß die körperliche Ebene - meine alltägliche Wirklichkeit also - ein Experimentierfeld, eine Spielwiese ist, ein Theaterstück, auf dem es (unter anderem, aber zu einem sehr wichtigen Teil) darum geht, daß ich experimentieren lerne. Ich brauche mich allerdings nicht zu verurteilen und zu hassen für das, was ich tue oder unterlasse. Besser ist es für mich, ein interessierter Beobachter zu sein, um zu erkennen, was ich tue, wie ich bin und wer ich bin.

Wenn ich so im Vierten und Zehnten Schritt Inventur mache, werde ich weniger gefangen sein in meinen Strickmustern, meinem Charakter, dem was mir mein

Gepräge gibt. Ich bin nicht mehr Sklave sondern frei, um zu wählen, was ich wirklich tun will; welchem Impuls, welcher Notwendigkeit ich wirklich folgen will. In meinem Leben agiere ich auf vielen Ebenen: Beruf, Politik, Sexualität usw. Möglicherweise ist dort eine bestimmte Handlung zwingend notwendig. Wenn dies so ist, dann wird kein Zwiespalt in mir auftreten. Dann werde ich es tun und wissen, daß es gut ist. Ich werde dann allerdings auch alle Folgen, die daraus entstehen mögen, auf mich nehmen und versuchen, so gut wie möglich damit umzugehen. Ich werde aber auch rückblickend feststellen können, daß es gut war. Es wird ein sehr klarer Weg sein, auf dem es keinen Zweifel gibt. Ebensogut könnte die innere Notwendigkeit aber auch darin bestehen, die Handlung zu unterlassen.

Ich handle richtig, sofern ich mich nicht im Zwiespalt befinde, wenn ich dieser leisen, inneren Stimme des Elften Schrittes folge, wenn ich im Einklang mit mir selbst und Gott stehe - ganz gleich, wie es nach gängigen Normen bewertet würde.

Wir verfügen über einen wunderbaren Mechanismus, der uns wie automatisch zu uns selbst treibt - und damit zur Vollkommenheit. Er besteht darin, daß ich mich unwohl fühle, wenn ich meiner inneren Stimme entgegenhandle. Ich kann das hundertmal tun und werde mich hundertmal unwohl fühlen. Wenn ich mich 'beschissen' fühle, liegt es nicht an abstrakten Umständen oder konkreten Menschen, sondern ich habe mich selbst 'beschissen'. So einfach ist das. Meine Gefühle stimmen. Ich habe allerdings die Freiheit, mir selbst nicht zu glauben, mit der

Unehrlichkeit mir selbst gegenüber fortzufahren, meine Emotionen angstvoll abzulehnen, sie mir zu verbieten, zu verdrängen. In einem fortgeschrittenen Stadium habe ich gelernt sie mir einzugestehen, aber ich verurteilte mich noch dafür und fühlte mich schuldig. Irgendwann hat es mir gereicht, war der Leidensdruck so gewachsen, daß es mir möglich war zu kapitulieren. Leiden macht ehrlich. In dieser Ehrlichkeit, indem ich mir zugestand machtlos zu sein, lag die Chance und die Voraussetzung zur Weiterentwicklung. Auf manchen Gebieten, z.B. beim Alkohol brauchte ich tausende, auf anderen nur wenige Versuche, um zu entdecken, was mir gut tut. Wie langsam oder schnell ich ans Ziel gelange, spielt aber aus meiner heutigen Sicht keine ausschlaggebende Rolle mehr. ***Der Weg ist das Ziel!***

Die Triebkräfte auf diesem Weg sind meine Sehnsüchte. Sie kommen mir zu Bewußtsein durch die Emotionen und dadurch, daß mir etwas intuitiv einleuchtet. Ich komme besser vorwärts, wenn ich mir meine Gefühle und Impulse zugestehe. Es war hilfreich für mich, den ***Wunsch hinter dem Wunsch*** *zu erkennen. Der oberflächliche Wunsch war z.B. das Bestehen der Abschlußprüfung und eine bestimmte Partnerschaft, und dahinter steckten die Wünsche nach Anerkennung und Liebe. Vordergründig war der erhoffte Lottogewinn, dahinter waren meine Trägheit und die Existenzangst. Fehler bemerke ich daran, daß ich mich unwohl fühle, daß sie mich in Situationen bringen, die nicht 'stimmen' - bis hin zu sehr schmerzlichen Katastrophen. Dieses Unbehagen ist keine Strafe, die mir irgendeine Autorität aufgebrummt hat - sondern eine Gnade. Gnade ist Nahesein* *von Gott. Damit verfüge ich über die Möglichkeit zur Kurskorrektur. Dieser Mechanismus hilft mir, zu mir selbst zurückzufinden und - wie es im Zweiten Schritt gesagt wird - meine geistige Gesundheit wiederzuerlangen. Er hilft mir, ich selbst zu sein - und damit glücklich zu werden. Nach dem Zweiten und Dritten Schritt bin ich nämlich nicht mehr machtlos meinen Süchten gegenüber, denn ich habe mich mit der Höheren Macht verbündet.*

Ich habe Unrecht und Mißbrauch, auch sexuellen Mißbrauch als Opfer erlebt. Widerfuhr mir etwa eine Gnade, wenn ich dabei körperlichen oder seelischen Schmerz erlitt? Unverständlich war mir dieser Gedanke, solange ich noch nicht zum Frieden durchgedrungen und noch in der Angst, dem Groll und dem Schmerz gefangen war. Aber ich war in verschiedenen Situationen auch Täter, und man sagte mir: "Du darfst dies und jenes nicht tun; und wenn Du es doch tust, wirst du bestraft". Diese Sichtweise erlaubt mir nur ***einen*** *- und zwar winzigen - Ausschnitt der Zusammenhänge zu betrachten, und selbst diesen nur durch die dunkelgraue Wertungsbrille. Solange ich mich noch als Täter* ***oder*** *Opfer fühlte, obwohl ich immer beides zugleich bin, war mir nicht zu helfen. Da biß sich die Katze in den Schwanz. Es ist gut für mich, über diese Ebene hinaus zu wachsen, um verantwortlich und schöpferisch zu sein.*

Ich versuche mir den Hintergrund des erwähnten Mechanismus klar zu machen. Ich bemühe mich zu begreifen, welch ungeheuere Gnade darin liegt, daß ich einerseits frei denken und handeln, tun und lassen kann, was im-

mer ich will - und daß ich andererseits in mir selbst zugleich den Antrieb zu höchster Vollkommenheit habe. Ich bedenke, daß höchste Vollkommenheit höchstes Glück bedeutet und umgekehrt höchstes Glück höchste Vollkommenheit. Es ist ein Geheimnis und ein verborgener Schatz dies zu erfassen. Das ist sehr wichtig! Ich habe begriffen, wie sehr ich mich einengte, solange ich mich in den Kreislauf von Schuld und Strafe verstrickte. Früher stellte ich Bedingungen an das Glück: Wenn ich das und das erreicht habe, dann werde ich glücklich sein. Das war ein Trugschluß. Erstens schaffte ich es oft nicht, diese selbst gestellten Bedingungen zu erfüllen. Dann haßte ich mich und andere dafür oder fühlte mich als Versager. Daraufhin suchte ich mir einen Ersatz, mit dem ich mir eine Zeitlang vormachen konnte, daß ich das wäre oder hätte, was ich aus eigener Kraft nicht erreichen konnte. Und dieser Ersatz bestand für mich in Abhängigkeit von Alkohol, von Menschen usw. Damit war ich mitten in der Sucht. Und wenn ich mein Ziel tatsächlich einmal erreicht hatte, war ich auch nicht glücklich. Entweder es war mir zuviel oder zuviel war nie genug. Das AA-Programm funktioniert umgekehrt.

"Nur für heute will ich glücklich sein. Die meisten Leute sind so glücklich, wie sie es wirklich sein wollen." steht im Gestern-Heute-Morgen-Kärtchen. Wenn ich also glücklich ***bin****, was brauche ich dann noch Ersatz für das Glück? Die Zwölf Schritte sind eine in ihrer Einfachheit geniale und praktikable Möglichkeit, durchzubrechen zur wahren Freiheit und zum wahren Glück des menschlichen Wesens - in der Einheit mit Gott und mit mir selbst.*

Derart umzudenken fiel mir zunächst schwer. Ich betrachtete den Kater am Morgen nach dem Rausch auch nicht als Gnade, sondern eher als Strafe für mein Versagen, es wieder nicht geschafft zu haben kontrolliert zu trinken. Ich bin aber durchgedrungen zu der dankbaren ***Einsicht, daß*** *gerade die (durch immer wieder und immer* ***mehr desselben****) sich einstellende, verzweifelte Hoffnungslosigkeit mich* ***zu meinem Tiefpunkt führte****. Ich mußte zugeben, dem Alkohol gegenüber machtlos zu sein und mein Leben nicht mehr managen zu können. Genau das war aber das Fundament eines neuen glücklichen Lebens im Programm und in der Gemeinschaft der Süchtigen.*

Genesung oder Katastrophe

*Ich habe mir in letzter Zeit wiederholt Gedanken gemacht zu der Frage "Warum führt der Tiefpunkt mal zur Genesung und mal zur Katastrophe?" Zunächst ertappe ich mich dabei, daß die Frage nach dem "Warum" im zwischenmenschlichen Bereich bei mir meist dazu diente Schuldzuweisungen zu finden, von mir durch die Suche von Sündenböcken abzulenken und mit dem Schicksal zu hadern. "Warum mußte ausgerechnet mir das passieren?". "Warum hast Du nicht das und das gemacht oder gesagt, dann hätte ich doch ...!". "Warum kann ich nicht zivilisiert trinken wie andere?" Die Frage nach dem "Warum" ist immer rückwärtsgerichtet, weil sie die (vermeintliche) Ursache sucht. Ich habe als Kind meine Eltern mit den üblichen Frageketten "Warum, warum..." gelöchert. Irgendwann gab es am Ende keine Antwort mehr, als die, "****daß es so ist, weil es so ist****".*

Der Wunsch nach letzter Klarheit und präziser Erkenntnis als offenbare Unmöglichkeit begegnete mir auch in meiner naturwissenschaftlichen Ausbildung. Ist das Licht nun Welle oder Teilchen? Noch schwieriger wurde es mit der Vorstellbarkeit bei der Heisenberg'schen Unschärferelation (wonach entweder der Ort oder die Geschwindigkeit nicht mehr genau angebbar ist) und der Relativitätstheorie. Durch letztere wurde denkbar, daß eine Ursache zeitlich erst nach ihrer Wirkung eintritt. All das ergibt sich aus dem Gefangensein meines Bewußtseins in Raum und Zeit, dem Begrenztsein, der Polarität des Entweder-Oder. Das Göttliche, die Vollkommenheit liegt für mich aber im Sowohl-als-Auch, in der Gleich-Gültigkeit von plus und minus. Alle Dinge sind so, wie ich sie ansehe, daß sie sind. Nicht die Dinge oder Menschen selbst beunruhigen mich, sondern meine Sichtweise, meine Einstellung zu ihnen. "Einige von uns hatten versucht, an alten Vorstellungen festzuhalten: Das Resultat war gleich Null, bis wir völlig davon losließen - also kapitulierten." heißt es dazu im Blauen Buch, Kapitel 5. Solange die Bedingung lautet, daß unsere bisherige Einstellung die richtige oder berechtigte ist, blockieren wir uns selbst. Auch der elektrische Pluspol wird doch erst dadurch dazu, daß ich ihn so betrachte. Während meiner Schulzeit gab es ein Lehrsatzgerangel über die "Rechte-Hand-Regel" bzw. "LinkeHand-Regel", die die räumlichen Achsen von Stromflußrichtung und Magnetfeld angab. Dies kam daher, daß man seit letztem Jahrhundert sagte, der Strom fließe von plus nach minus. Betrachtet man aber die Bewegung der Elektronen, fließen diese von minus nach plus. Beide Sichtweisen führen zu korrekten Ergebnissen, und an der Elektrizität selbst hat sich durch die Sichtweise nichts geändert. Elektrizität hat mein Leben auch schon beeinflußt, als ich noch gar nichts von ihr wußte, sie mir noch gar nicht im Bewußtsein war.

Ich habe für mich eine andere Denkungsart als Werkzeug neu entdeckt. Durch das analoge, synthetisch verallgemeinernde Denken sehe ich Parallelitäten: Wie im Großen - so im Kleinen, wie oben - so unten, wie im Himmel - so auf Erden usw. Wie es plus und minus also nur durch meine Betrachtungsweise entsteht, gibt es auch nichts Gutes und Böses, es sei denn, ich sehe es so. Wer will die Maßstäbe dafür setzen, wenn nicht Gott selbst?

Existenz, Leben ist für mich Bewegung, Schwingung, Kreislauf, Stirb und Werde! Wenn ich auf dem Äquator immer geradeaus fliege, komme ich wieder am Startpunkt an. Die Relativitätstheorie verlangt die Vorstellung eines gekrümmten Raumes, wonach eine, in beliebige Richtung ins Weltall hinein verlaufende, gerade Linie wieder auf sich selbst treffen muß, wenn sie nur lang genug ist. So auch mein Leben. Es kommt von Gott und geht zu Gott hin. So auch die Zeit. Ginge ich rückwärts, käme ich genauso zu meinem Ursprung, wie wenn ich vorwärts ginge. Denn Zeit entsteht aus der Beschränkung auf die Polarität, aus meiner bewußtseinsmäßigen Begrenztheit auf das körperliche Hier und Jetzt. In der Ewigkeit ist alles nebeneinander da, Vergangenheit **und** *Zukunft, das "ewige Nun", von dem Meister Eckehart spricht. Die Relativitätstheorie $E=m*c^2$ kommt durch Mathematik zu dem Schluß, daß ohne Materie, ohne Masse kein Raum und keine Zeit existiert. Masse aber ist äquivalent mit Energie (Licht)!*

Ich finde also keine Widersprüche zu dem Satz, daß "durch IHN und zu IHM hin alle Dinge sind" oder daß "ER das A und Ω ist". ER ist alles in allem und seine grenzenüberwindende Liebe ist mir nahe. Der Sinn meines Lebens ist es, diese Äquatorumkreisung zu vollenden. Da mein Ego (zunächst mehr oder weniger) verantwortlich am Steuer sitzt, habe ich die Freiheit vom geraden Weg abzuweichen, zwischenzulanden, abzustürzen oder mir am Pol kalte Füße zu holen usw. Aber ich muß wieder starten dem Ziel entgegen, das mir bestimmt ist.

Den Glücklichen führt das Geschick, den Widerborstigen schleift es mit, sagt ein Sprichwort. Das Maß meines Leidens bestimmt also die Art und Weise, wie ich bereit bin mit dem göttlichen Willen zu harmonieren. Leiden sind das schnellste Roß zur Vollkommenheit, da sie mir meine Mängel und mein Angewiesensein auf höhere Kräfte bewußt machen.

Wenn ich, wie immer wieder bei mir geschehen, wohl wissend was ER will, wie Jona erst einmal das Gegenteil mache, entstehen daraus ***not****wendige Entwicklungsstufen, bis ER mich schließlich doch dahin bringt, wo ER mich haben will. Im vergangenen November saß ich, bildlich gesprochen, in aussichtsloser Situation im dunklen Fischbauch. Dort mußte ich zugeben, daß ich nach menschlichen Maßstäben verloren war und den Kampf aus eigener Machtvollkommenheit aufgeben. Ich erinnere mich noch genau, wie ich betete: "Okay, DU hast mich wieder erwischt. Ich geb's auf mich zu sträuben."*

Es wäre Gott auch möglich gewesen mich am Alkohol sterben oder verrückt werden zu lassen. Dann hätte ich eben in meinem nächsten Erdenleben neu starten und den Rest des Weges dort zurücklegen müssen. Ich habe eine ewige Seele, die mit dem Tod nicht aufhört. Wenn ich sterbe, werde ich in den anderen (wenig vorstellbaren) Bereich hineingeboren. Mein Opa hatte keine Angst vorm Tod und begründete das mit Erlebnissen aus dem Ersten Weltkrieg. Er schilderte den Lebensfilm und andere Phänomene, die ich in anderen Quellen fast gleichlautend wiederfand. Auch am anderen Ende des Kreislaufs, bei der irdischen Geburt, gibt es das Hindurchtreten durch einen dunklen Tunnel mit Licht am Ausgang.

Mein Tiefpunkt war **nur ein** *Pol in der Schwingungslinie meines Lebens, in dem eine Richtungsumkehr stattfand. Ich hatte schon viele kleine und größere Tiefpunkte. In ihnen gab es viele, sich überlagernde Grundmuster. Das erinnert mich an den individuellen Klang einer Stimme oder eines Instruments, der durch Oberwellen des Grundtones zustande kommt. Es ist auch ähnlich einem Hologramm, bei dem Lichtwellen bis hin zur Auslöschung interferieren. Wenn der Zu-Fall es will, kann es also sehr tief runtergehen. Für mich gibt es nur noch Zufälle in dem Sinne, daß mir von Gott her etwas zufällt. Es ist also für mich alles Gnade, das heißt Nahesein von Gott.*

Als ich mich Sylvester im Suff mit selbstgebastelten Knallkörpern in die Luft sprengte - und auch als ich mit 100km/h und Nachfolgeverkehr betrunken die Autobahnleitplanke eindrückte - muß ein ganzes Schutzengelheer am Werke gewesen sein. Gott ist mir auch nahe, wenn ich es gar nicht fühle oder sehen will. Mir kann also nichts mehr zustoßen, es sei denn, es brächte mich weiter auf meinem Entwicklungsweg hin zu IHM. Dieses Urvertrauen habe ich inzwischen. Was weiß ich denn heute, was da alles noch auf mich zukommt? Und so bin ich vom "Warum" zur Frage "Wozu es gut ist" gelangt. Die ist konstruktiv und zukunftsgerichtet. Es mag also geschehen was will, ich kann nicht wirklich verloren gehen.

Es gibt im christlichen Bereich das Beispiel von Petrus, der hinausging und bitterlich weinte, nachdem er dreimal versagt hatte. An diesem Tiefpunkt begann eine segensreiche Aufwärtsentwicklung, die in dem Namen "der Fels, auf den ich bauen will" vorherbestimmt war. Als Judas die Tragweite seiner Tat zu Bewußtsein kam, verzweifelte er. Einige ganz praktische Schritte unternahm er, um seinen Konflikt zu lösen, fand aber keinen Ausweg, keine Hilfe von anderen. Die Geistlichen ignorierten sein ehrliches Eingeständnis und nahmen auch die dreißig Silberlinge nicht zurück, wodurch selbst ein symbolisches Freikaufen von seiner Schuld unmöglich wurde. So ging auch er hinaus, wie Petrus, aber er erhängte sich. Die Last war zu schwer für ihn, um damit weiterleben zu können. So kam er - nach meinem Verständnis - durch den Tod in die große Inventur des Lebensfilms und in die Läuterung, um irgendwann mit des Essenz seiner bisherigen Entwicklung, aber nicht mehr in ihr gefangen, frisch aufgetankt neu zu starten zu einem weiteren Erdenleben.

Auch das offenbar Böse muß zum Guten beitragen. Goethe läßt seinen Mephisto sagen, er sei ein Teil von jener Kraft, die stets das Böse will und doch das Gute schafft. Luzifer heißt nicht von ungefähr "Lichtträger". So sagt denn auch Jesus beim Abendmahl nachdem er Judas ei-

nen Bissen gegeben hatte, und der Satan in ihn gefahren war: "Was du tust, das tue bald!" Judas hatte also, wie ich, einen Kontrollverlust. Wohl mußte ich die Folgen meines besessenen Trinkens erleiden, aber es ist eine nicht selbsterworbene Krankheit. Weh dem Menschen, der - wie ich - um seines Egoismus willen durch die Tiefen der Suchtkrankheiten durch muß, er wäre besser nie geboren worden!

Entsprechend habe ich mich auch gegen meine Geburt gewehrt. Ich kam einen reichlichen Monat zu spät mit 9,5 Pfund zur Welt. Ich wußte wohl schon, was mich da draußen erwartet und habe es mit dem ersten Schrei leider zum Glück vergessen. Inzwischen sind einige dieser Erinnerungen an die Zukunft aber aus dem Unbewußten wieder aufgetaucht. So habe ich 1976 schon bei wachem Bewußtsein die Situation gesehen, wie ich im März 1982 von Ost nach West über die Grenze fuhr. Meine Frau, der ich es erzählte, hielt es für fast unglaublich, daß es halbillegal (ich wurde aus dem DDR-Gefängnis freigekauft) geschehen würde, und daß sie nicht dabei sein sollte. Alles ist mir schon vorgezeichnet und dient dazu Gottes Plan mit mir und dem ganzen Universum zur Erfüllung zu bringen.

Lieber XY,

das freut mich außerordentlich, daß Du geschrieben hast. Es ist nicht schlimm mal allein im Meeting dazusitzen. Bei uns in der Kontaktstelle beim Telefondienst kommt das öfter vor. Man kann dann im Blauen Buch lesen oder

Vierten Schritt schreiben. Das können sehr nützliche Stunden sein.

Ich hatte es auf meiner Reise wieder ziemlich mit der Angst zu tun. Bei der Landung auf Hawaii schaukelte das Flugzeug ganz schön und war nur ein paar Meter über einem erkalteten Lavafeld. Ich hatte Herzklopfen und dachte, wenn der jetzt so einen Lavahaufen streift, werden wir aufgeschlitzt und das letzte Stündlein hat geschlagen. Dabei meinte ich schon mal, mit meiner Unsicherheit und Angst ein für allemal fertig zu sein. Aber sie kommt immer wieder zum Vorschein und zwar, wenn ich sie am wenigsten gebrauchen kann, sagt mein Kopf. Das ist wie eine Prüfung, bei der Gott testet, ob das Gelernte schon sitzt, oder ob ich noch zuwenig Zutrauen zu ihm habe. Ich mag dieses Gefühl überhaupt nicht und möchte es möglichst schnell loswerden. Aber ich weiß, daß alles, was ich erlebe, zu etwas gut ist. Meine Ängste sind eine Mangelkrankheit, und zwar Mangel an Höherer Kraft. Es ist aber keine Schande krank zu sein, nur eine Schande nichts dagegen zu tun. Also, was habe ich in meiner Not gemacht. Sofort den Dritten Schritt: Wir faßten den Entschluß, unser Leben und unseren Willen der Sorge Gottes - wie wir ihn verstanden - anzuvertrauen. In anderen Situationen sage ich mir auch ein Gebet, das ich auswendig kann, auf: z.B. das Vaterunser oder den 23.Psalm. Es hilft noch besser, wenn ich es laut sage, weil das ein äußeres Zeichen dafür ist, daß ich auch wirklich zu den Worten stehe, die ich da sage. Aber das geht nicht immer, wenn Leute dabei sind. Ich ziehe mich dann für eine Weile zurück, wenn es sein muß aufs Klo. Ich habe das schon so oft gemacht, daß ich inzwischen ganz sicher weiß, daß es immer funktioniert. Die Angst weicht einem Gefühl der Geborgenheit und Zuversicht. So wie ich mal als Kind zu meiner Mutter gerannt bin und mich in ihrem Schoß versteckt habe, wenn Dinge passierten, die ich nicht beeinflussen konnte, so mache ich es jetzt mit der Höheren Macht. Die beschützt mich dann zuverlässig, und es kann mir nichts passieren, es sei denn es bringt mich weiter, und ich werde wieder ein Stück erwachsener.

Wenn der Alkohol weg ist, haben mir die Leute in den Gruppen prophezeit, würde ich es mit mir zu tun kriegen. Sie haben Recht behalten. Mein Hirn ist nicht mehr benebelt, und ich fühle meine Gefühle. Aber ich weiß inzwischen, daß Gott mir nie mehr schickt als ich aushalten kann. Meine Vergangenheit wird mich immer wieder einholen, ich kann sie nicht mit "Schwamm drüber!" verdrängen. Deshalb steht im Blauen Buch auch, wie wir den Vierten Schritt machen sollen. Ich habe damit im Februar 1990 begonnen und bin seitdem die "Leichen im Keller" losgeworden. Das ist auch wichtig, denn ich kann nicht ewig die Last der Vergangenheit mit mir herumschleppen. Sie würde mich auch in neue Abhängigkeiten von Menschen verstricken, die mir diese Fehler vorhalten, weil ich erpreßbar bin, solange ich sie mir nicht verziehen habe (Fünfter Schritt). Aber die Voraussetzung für den Vierten Schritt ist der Erste, Zweite und Dritte. Sonst wird es nur eine "grundlose und fürchterliche" Inventur.

Geh sooft Du kannst in ein Meeting und rede über Deine Erfahrungen mit den Schritten. Lies jeden Morgen das 24-Stunden Buch und versuche zu beten. Such Dir einen Sponsor und gib alle Deinen kleinen und großen Erfolge mit dem Programm geduldig und jeden Tag immer wieder an andere weiter, sonst kannst Du sie nicht behalten und noch mehr dazu bekommen. Es funktioniert!

Alles Gute für Dich, Dein Karl

Machtlosigkeit als Ausrede

Seit 1984 habe ich zugegeben, ein Alkoholproblem zu haben. Aber ich wollte mir die Flasche nicht wegnehmen lassen. Ich richtete mich im gemütlichen Elend ein. Es war schön, krank zu sein, hilflos dem Alkohol ausgeliefert, bar jeder Verantwortung. Wenn mich jemand mit Zuckerbrot oder Peitsche zu einer Veränderung drängte, empfand ich das als furchtbare Qual. Konnten die mich nicht mal in Ruhe lassen?! Meine Eltern haben mich als Kind nicht genug geliebt, mich vielleicht verkehrt herum auf den Nachttopf gesetzt, und deshalb bin ich armer Junge Alkoholiker geworden. Die anderen und die anonymen Verhältnisse waren Schuld, daß ich jetzt in einer Lage war, aus der ich mich selbst nicht befreien konnte. Solange sich noch irgend jemand dazu mißbrauchen ließ, mir die Folgen meines Egoismus abzunehmen, da mußte ich ja weitersaufen, oder?

Damals las ich erstmals das Blaue Buch. Dabei habe ich das Vorwort zur ersten Auflage 1939 übersehen: "Wir Mitglieder der Anonymen Alkoholiker sind mehr als 100 Männer und Frauen, die von einem geistigen und körperlichen Zustand **Genesung** *gefunden haben, der hoffnungslos zu sein schien. Die wichtigste Absicht dieses Bu-*

ches ist: Wir wollen anderen Alkoholikern genau den Weg beschreiben, der zu unserer **Genesung** *geführt hat."*

Als ich 1987 zu AA kam, probierte ich erst einmal reichlich zwei Jahre lang aus, wie es nicht funktioniert (Fünftes Kapitel, Blaues Buch): "Einige von uns hatten versucht, an alten Vorstellungen festzuhalten: Das Resultat war gleich Null, bis wir kapitulierten... Halbe Sachen nützten uns nichts."

Obwohl es immer eine Gratwanderung war, bildete ich mir ein, ich hätte alles im Griff auf dem sinkenden Schiff. Also konnte ich mein Leben noch meistern - mehr schlecht als recht. Ich wollte die schrecklichen Folgen des Trinkens nicht mehr haben. Dafür war ich bereit, einige kleinere Opfer zu bringen, (faule) Kompromisse zu schließen. Aber mich 100% in dieses Zwölf-SchrittePro-gramm einbringen wollte ich nicht. Erst 1989 war der Leidensdruck so stark, daß ich völlig zusammenbrach. Seitdem wachse ich im Programm und habe ein neues glückliches Leben gefunden.

Machtlosigkeit - als Sieg

Ich habe zwei Dinge in meiner Trinkerlaufbahn sehr schmerzhaft lernen müssen:

1. Es gibt Gott.
2. Ich bin es nicht.

Daher kam das ganze Übel meines vergangenen Lebens, daß ich glaubte "Lieber Gott" spielen zu können. Da gab es nichts mehr über mir. Mein Ich saß selbstherrlich auf dem Thron. Aber wer hoch steigt, wird tief fallen. Und Alkohol war für mich ein gutes Mittel, um vom hohen Roß zu stürzen. Wenn ich mich beschissen fühlte, weiß ich heute, daß ich mich selbst beschissen habe. Es mangelte mir an Ehrlichkeit zu mir selbst. Eine dieser Lügen war: "Ich muß es irgendwann schaffen aufzuhören mit dem Trinken." oder in bezug auf meine Charakterfehler: "Damit muß ich selbst fertig werden." Wenn ich etwas **muß,** *sträubt sich das Ego in mir dagegen. Als ich anfing, mir das Trinken zu verbieten, wurde der Saufdruck nur um so schlimmer. Durch Kampf* **gegen** *etwas habe ich das Kampfobjekt nur noch stärker aufgeblasen. Bei den Machtkämpfen in meiner Ehe gab es eigentlich immer nur zwei Verlierer.*

Im Meeting habe ich gehört: "Nur du allein kannst es schaffen, aber du schaffst es nicht allein." und die Amerikaner sagen: "Surrender and win - kapituliere und gewinne!" Die Lösung besteht für mich darin zu erkennen, daß ich dem Alkoholismus und meiner Ichsucht gegenüber machtlos bin, daß das aber nicht alle Macht ist, die es in der Welt gibt. Am eigenen Leibe habe ich erfahren, was im 5.Kapitel des Blauen Buches steht: "Ohne Hilfe ist es viel zu schwer für uns. Aber es gibt einen, der alle Kraft hat - und das ist Gott. Mögen Sie ihn jetzt finden! ... Hingebungsvoll baten wir ihn um seinen Schutz und seine Hilfe. Hier sind die Schritte, die wir gegangen sind und die als Programm zur Genesung empfohlen werden: 1. Wir gaben zu, daß wir dem Alkohol gegenüber machtlos waren - und unser Leben nicht mehr meistern konnten. 2.Wir kamen zu dem Glauben, daß eine Macht, größer als wir selbst, uns unsere geistige Gesundheit wiedergeben kann." Als Kind war ich ein Schwächling und hatte einen Mitschüler, der ein Jahr älter und sehr stark war. An den habe ich mich gehalten. Dadurch konnten mir die anderen nichts anhaben. Ähnlich mache ich es jetzt mit Gott. Solange ich mit ihm verbündet bin, kann mir nichts passieren, es sei denn, es bringt mich weiter auf meinem Weg der Zwölf Schritte.

Was ich in "Jammer-Meetings" tun kann

Ich kann die Welt und die Meetings, die ich besuche nicht dadurch ändern, daß ich mich beklage, denn ich bin machtlos gegenüber Menschen, Situationen und irgendwelchen Dingen. Ich bin aber ein Teil der Welt und der Meetings und ich kann bei mir anfangen. Wenn ich versuche, das zu sein, was ich mir von den anderen erhoffe, und es ausstrahlen lasse, kommt es auch zurück. Denn was der Mensch sät, wird er ernten.

> *Herr, mache mich zu einem Werkzeug deines Friedens! ...*
> *Laß mich mehr danach verlangen,*
> *andere zu trösten, als selbst getröstet,*
> *andere zu verstehen, als selbst verstanden,*
> *andere zu lieben, als selbst geliebt zu werden. ...*

*Ich habe in den sogenannten "Jammer-Meetings" mich einfach gemeldet und habe meine positiven Erfahrungen mit***geteilt***. Ich habe erzählt, wie ich aus einer ähnlichen Situation mit Hilfe der Höheren Macht oder eines bestimmten Schrittes herausgekommen bin. Und wenn an-*

dere darauf meinten, diese praktische Anwendung des Programms im Alltag sei ihnen fremd, so haben sie sich doch damit beschäftigt.

Ich habe angefangen zu Beginn des Meetings eine Minute zu schweigen und den Sonderdruck "Wie es funktioniert" mit den Zwölf Schritten vorzulesen. Ich habe viel positive und negative Resonanz darauf erfahren. Ich weiß inzwischen, daß mich an anderen immer das am meisten stört, was ich selbst in mir habe, aber noch nicht sehen kann oder will. Also habe ich mit denen nicht diskutiert, die sich an soviel Spirituellem störten und sich über mich ärgerten, denn ich war nur ein Spiegel für sie. Vielmehr habe ich nach besten Kräften versucht ihnen Verständnis entgegenzubringen und 'hemmungslos zurückzulieben'. Da zeigte sich, daß Liebe die stärkste Macht ist, die in der Lage ist, das Trennende zu überwinden.*

Ich habe erfahren, daß wir verschiedener Meinung sein und diese auch emotional betont äußern können - ohne daß wir damit Mauern zwischen uns aufrichten. Früher habe ich lieber mein wirkliches Wesen versteckt, aus Angst nicht mehr angenommen zu werden. Solange ich von anderen etwas für mich haben wollte, war ich von Ihnen abhängig und glaubte, mich innerlich verrenken zu müssen, um es zu bekommen. Seit ich die Masken und meine Rechthaberei ablegen mußte, habe ich beste Erfahrungen damit gesammelt, mich so zu zeigen, wie ich bin. Auch oder vielleicht gerade wegen meiner Unvollkommenheiten bin ich liebenswert. Es hat mir nichts ge-

** (diskutieren, von lat. discutere = zerschneiden)*

bracht, auf die Splitter im Auge meines Bruders zu zeigen. Als ich mich mit dem Sponsor und teilweise auch im Meeting im Fünften Schritt übte und mich im Neunten Schritt in die Balken in meinem eigenen Auge kümmerte, fand ich Frieden mit mir selbst. Und dann war es plötzlich leicht auch mit anderen Frieden zu finden und zu halten. Ich will mich weiterhin bemühen, das Verbindende zu suchen, nicht das Trennende.

Klatsch und Tratsch

Die Genesung im AA-Programm beruht auf der Bereitschaft, mein Denken und Verhalten zu ändern. Das betrifft nicht ausschließlich das Trinken, sondern alle Bereiche meines Lebens. Schritt Zwölf empfiehlt mir, die Botschaft an andere weiterzugeben. Ich kann jedoch nur meine eigene Wahrheit, meine persönliche Erfahrung, meine Kraft und Hoffnung teilen. Was ***heute*** *für mich stimmt, kann* ***morgen*** *schon ganz anders sein. Erst recht kann ich mich nie ganz in einen anderen Menschen hineinversetzen und mit seinen Augen sehen. Wer bin ich denn, daß ich jemand meine Sicht der Dinge aufdrängen könnte? Etwa in der Weise "Wenn ich an deiner Stelle wäre, würde ich das und das tun. Warum tust du das nicht?!" Ratschläge sind auch Schläge!*

Natürlich war es verlockend nach der Methode "Haltet den Dieb!" von dem Balken im eigenen Auge abzulenken. Aber es half nichts, weder mir noch den anderen. Wenn ich andere schlecht mache, mache ich mich selbst schlecht. Wenn ich andere in den Schmutz trete, werde ich dadurch keinen Millimeter wachsen. Ich weiß **heute**, *daß ich mich versuche zu erheben und "Lieber Gott" zu spielen, wenn ich urteile und es besser weiß. Und wenn tatsächlich jemand die Unwahrheit sagt, und ich durchschaue das, dann kann ich es* **heute** *so stehen lassen. Er schadet nicht mir damit, sondern sich selbst.*

AA hat ein spirituelles Programm. Sollten Klatsch, Meinungsstreit und Kritik dazugehören? Sie haben mir nichts als Trennung und Disharmonie gebracht. Unser Zehnter Schritt heißt nicht etwa: "Wir machten fortgesetzt Inventur bei anderen, und wenn sie Unrecht hatten, wiesen wir sie sofort darauf hin."

sondern:

"Wir setzten die Inventur **bei uns** *fort, und wenn* **wir** *Unrecht hatten, gaben wir es sofort zu."*

Hier sind einige Fragen, die mir geholfen haben:

1. Spreche ich über Abwesende (meine Kollegen, meine Frau) beurteilend? Kritisiere ich im Meeting oder danach?

2. Ist das, was ich dann sage, liebevoll? Ist es überhaupt wahr und ist es unbedingt notwendig, wendet es die Not?

3. Habe ich einen Sponsor, der vertrauensvoll ist und nicht weiterträgt, dem ich solche Dinge sagen kann, wenn sie denn ausgesprochen werden müssen?

4. Wie fühle ich mich, wenn ich etwas weitererzähle, was ich über Dritte denke oder gehört habe? Fühle ich mich überhaupt?

5. Ist über mich schon einmal getratscht worden? Wie habe ich mich gefühlt, als ich es mitbekam? Hat es mein Vertrauen gestärkt?

6. Es wird gesagt, daß wir möglicherweise für viele das einzige "Blaue Buch" sind, in dem sie lesen. Was können andere an mir ablesen?

Niemand behauptet, daß das einfach wäre. Aber es gelingt. Ich kann mich - ***nur für heute*** *- mit Gottes Hilfe darum bemühen. Die einzige Inventur, die ich* ***heute*** *machen muß, ist meine eigene.*

Kartoffeln schälen

Ich bin Alkoholiker, ich kann mich heute gut fühlen. Früher habe ich mich schlecht bis gar nicht gefühlt. Ich habe heute nicht getrunken. Und ich habe Frieden in mir und Freude. Das ist ***wunder****bar, denn nach menschlichen Maßstäben war damit nicht mehr zu rechnen. Leiden waren und sind für mich das schnellste Roß zur Vollkommenheit. Dabei ist der Weg das Ziel. Ich habe die Schritte eins bis drei nicht freiwillig gemacht, sondern meine Einstellungen nur geändert, weil ich das Elend nicht mehr aushalten konnte und wollte, als alles andere nichts mehr half.*

***Nie mehr** Alkohol zu trinken, das war ein unüberschaubarer Berg Kartoffeln für mich. Ich mußte eben **heute** damit anfangen und eine Kartoffel nach der anderen schälen. Steter Tropfen höhlt den Stein - beim Alkohol, aber auch im Programm. Das sah bei mir so aus: 500 Tage - 500 Meetings, mir bei den Gewinnern abgucken, wie es funktioniert, das Blaue Buch lesen und meinen Alltagskram so gut es ging erledigen. Wenn ich jeden Tag im Meeting mit anderen teile, einen der Zwölf Schritte nach dem anderen praktiziere und mich um einen heißen Draht zur Höheren Macht bemühe, entgehe ich meiner Genesung nicht. Dabei darf ich auch Fehler machen.*

Wenn ein Bäcker und ein Schornsteinfeger zusammenstoßen, hat normalerweise der Bäcker den Schaden davon. In AA ist es offenbar umgekehrt. Das ist die anstekkende Gesundheit, die mir ein spirituelles Erwachen geschenkt hat. Eines Tages war ich selbst überrascht, wie sich der Kartoffel-Berg verringert hatte. Ich bin inzwischen Realist, ich glaube an Wunder. Seit ich "Kartoffeln schäle" passieren sie mir dauernd, und ich gewinne Sicherheit darin, mich auf Gott zu verlassen.

Voriges Jahr mußte ich zweimal dem Tod ins Auge sehen und meine Angst vor den Diagnosen Hodenkrebs und Herzinfarkt überwinden. Das ging nur mit dem Dritten Schritt. Alles, wovon ich mein Streben nach Glück abhängig gemacht hatte, fiel wie ein Kartenhaus in sich zusammen: körperliche Gesundheit, Geld, Macht, Ansehen, Sex. Mir fiel der Satz wieder ein: Der hat sein Leben am besten verbracht, der die meisten Menschen hat froh gemacht. Das sind die wahren Schätze, die nicht

Rost und Motten fressen! Also nicht Liebe, Frieden und Trost **haben wollen** *sondern SEIN. Zum ersten Mal in diesem Leben hatte ich das Gefühl, wenn ich jetzt sterbe, bin ich bereit. Ich betete nicht mehr um die Erfüllung von Wünschen, denn ER kennt doch alle Bedürfnisse, schon ehe ich ihn bitte. Ich kam in die Ruhe und die Stille. Mir ging es darum, SEINEN Willen in den mir verbleibenden Tagen zu erkennen und auszuführen. Da geschah das Wunderbare. Ich bin heute 'ohne Befund', wie die Ärzte sagen.*

Anfang diesen Jahres stand ich vor dem wirtschaftlichen Konkurs, und es blieb mir wieder nichts übrig als demütig "Kartoffeln zu schälen" und hinzunehmen, was ich nicht ändern kann. Aber ER ließ mich nicht pleite gehen. Obwohl ich seitdem nur noch stundenweise arbeite, ist der größere Teil der Schulden heute bezahlt. Täglich erlebe ich die Wahrheit, die in einem Satz liegt, den ich als Kind lernte und den ich mir heute so übersetze:

Trachtet zuerst danach "Kartoffeln zu schälen",
dann wird euch alles andere zufallen.

Zufall ist, wenn der 'liebe Gott' anonym bleiben will. Und da ich nur behalten kann, was ich weitergebe, danke ich euch jetzt für's Teilen.

Geständnis im Fünften Schritt

Admitted to God, to ourselves, and to another human being the exact nature of our wrongs.

Wir gaben Gott, uns selbst und einem anderen Menschen gegenüber unverhüllt unsere Fehler zu.

Nach vielen vergeblichen, sich über Jahre hinziehenden Versuchen, durch wöchentlich einen Meetingsbesuch und "Zeit vergehen lassen" trocken zu werden, ging meine Kapitulation mit dem Eingeständnis einher, daß ich wohl einer von denen bin, die es ohne Sponsor, ohne Gott und ohne das ganze Programm aller Zwölf Schritte nicht schaffen können.

Im Meeting habe ich einen schönen Vergleich gehört, der mir unmittelbar einleuchtete: Mein vergangenes Leben als Alkoholiker ist wie eine Schale mit fauligem, verschimmeltem Obst. Es hat keinen Zweck, die Schale mit gutem, frischem Obst füllen zu wollen, ohne sie vorher ganz auszuleeren und gut zu säubern. Sonst würde die alte Fäulnis auch das Neue befallen. Meine Inventur begann im Februar 1990 und dauerte etwa ein Jahr. Im Sommer hatte ich schon etliches aufgeschrieben und hielt langsam Ausschau nach einem Sponsor, dem ich das alles vorlesen wollte.

Ich glaubte, der beste sei für mich gerade gut genug. Weil das Ideal nicht zu finden war, schob ich es immer wieder auf. In der schriftlichen Inventur hatte ich diese(n) alten Lumpen in mir entdeckt. Nun bot ich es scheibchenweise dem jeweiligen Sponsor, teilweise auch in der Gruppe, während des Meetings dar. Eine Last fiel von mir ab. Es wurde möglich, mich von diesen Lumpen zu trennen und sie mir nicht mehr anziehen zu wollen. Ich habe Dinge aus meinem Leben zugegeben, von denen ich dachte, ich müsse sie mit ins Grab nehmen: Meine Diebstähle und Betrugsdelikte, meine Mordpläne gegen meine damalige Frau, die sexuellen Verstrickungen und Tabu-Verletzungen, die sadistischen Tierquälereien, meine andere Menschen mißachtende Hinterlist.

"Einsicht ist der erste Weg zur Besserung", hat meine Oma und später meine Mutter mir gesagt. Das ist auch meine Erfahrung. In der Tat beobachte ich nicht nur bei mir, sondern bei vielen Menschen das innere Bedürfnis mit jemandem, der zuhören kann und Verständnis zeigt, über Probleme und Schwierigkeiten des Lebens zu sprechen. Es ist erstaunlich, daß dieses Sich-Aussprechen tatsächlich Erleichterung bringt. Manchmal war ich schon zufrieden, wenn man mich geduldig und teilnahmsvoll über meine Not sprechen ließ und zuhörte.

*Der Zuhörende ist aber nur ein Zeuge, ähnlich wie ein Trauzeuge, der selbst nicht heiratet, aber durch sein Dabeisein die Hochzeit mit ermöglicht und bestätigt. Die eigentliche Wirkung geht aber von einer Instanz aus, die mehr Macht hat als ich und der Zeuge, von der Höheren Macht. Das ist das Spirituelle am Fünften Schritt, daß ich dann die Kraft bekomme, den alten Ballast auch loszulassen, abzulegen, wegzu***geben***, Ver***gebung** *für mich zu erlangen.*

Was ich bei der Inventur zunächst nur aufzählte, wurde jetzt im Fünften Schritt bewertet, sortiert. Es stellte sich nämlich heraus, daß manches, das mir schlecht erschien, gut war und umgekehrt. Nicht alles in der Saufzeit war Müll. Ich sortierte mit Hilfe der Gruppe und des Sponsors meine Listen, von dem, was da war in drei Kategorien.

***Erstens:* *Ladenhüter*, *also Dinge, die mich nur noch belasten und im Fortkommen blockieren. Von diesen sollte ich mich zu Schleuderpreisen möglichst schnell und ohne Bedauern trennen. Das sind die Charakterfehler des Sechsten und Siebenten Schrittes, wo mir etwas fehlt, wo ich in meiner Entwicklung bisher zu kurz gekommen bin.*

***Zweitens:* *Sondermüll*, *also das Gift in den Beziehungen zu anderen, Dinge, die Dritte mitbetrafen, die ich nicht so einfach beiseitelegen konnte, ohne weiteren Schaden anzurichten oder aufrechtzuerhalten. Das sind die Wiedergutmachungen des Achten und Neunten Schrittes.*

***Drittens:* *Renner*. *Ware, die sich gut verkauft, also meine Begabungen, Fähigkeiten, die positiven Eigenschaften. Hier habe ich gelernt, mit meinen Talenten zu wuchern. Nur, wenn ich als Firmeninhaber meine gute Ware an andere weggebe, erhalte ich den Profit, der mich in die Lage versetzt, neue gute Ware zu produzieren usw. Es leuchtete mir ein, daß ich das bißchen, was ich noch hatte, nicht eingraben und drauf sitzenbleiben konnte. Dann hätte ich im übertragenen Sinne den Laden gleich zumachen und mir die Kugel geben können.*

*Ich kratzte also meine ganze Liebe und das verbliebene Verständnis zusammen und teilte es mit anderen. Da fing ich an zu wachsen. Ich kann nur erhalten, was ich habe, und mehr dazuerhalten, wenn ich immer wieder davon weitergebe - wenn es sein muß, zunächst auch auf Kredit. Mein Sponsor sagte mir: "***Tu' mal so, als ob*** du schon die Liebe und das Verständnis für dich und andere hättest. Wer sich diejenigen, die von ihm Liebe usw. be-*

kommen, aussuchen kann, ist in der besseren Position als der, der sich immer noch davon abhängig macht, ob er sie von Dritten ergattern kann." Was ich **bin** *und ausstrahle, kommt auch auf mich zurück.*

Ich merkte es schon an Kleinigkeiten: Kam ich mißgelaunt zur Arbeit, hing auch das Betriebsklima schief, begrüßte ich die anderen jedoch freundlich, konnten sie gar nicht anders, als ebenfalls freundlich zu sein. Gegen Liebe - und zwar selbstlose Liebe - ist kein Kraut gewachsen. Dagegen kann sich nichts und niemand auf Dauer erfolgreich wehren.

Als ich anfing, teils im Meeting, teils im Zweiergespräch, die dunklen Stellen meiner Lebensgeschichte zu erzählen, hatte ich große Angst, deshalb abgelehnt zu werden. Aber einige sagten mir, ich sei nicht schlechter als sie, ich sei halt nur sehr ehrlich geworden. Es war der Mut der Verzweiflung, aber auch der Hoffnung, der mir die Kraft dazu gab. Ich wußte irgendwie, daß ich das Licht am Ende des Tunnels erreiche, wenn ich weiter durchgehe. Es war die Zeit, als ich engere Freunde in AA gewann. Ich wurde nach den Meetings umarmt, ich bekam mehr Telefonnummern, wurde privat eingeladen. Nun hatte ich nichts mehr zu verbergen, sie wußten ja alles von mir. Ich wurde erst wirklich ein Mitglied der Gemeinschaft.

Anonymität = Das Ego zu Tode lieben

Anonymität war für mich während der Saufzeit willkommen, um nicht zu engen Kontakt mit anderen haben zu müssen. Ich wohnte ein Jahr allein in einem Neubau-

block. Während dieser Zeit habe ich zweimal meine Nachbarn gesehen. Ich wußte nur, daß sie einen Hund hatten, aber nicht den Namen noch sonst irgendetwas. Ich wollte es auch nicht wissen, denn meine eigenen Sorgen und Nöte belasteten mich genug. Das war mir nicht bewußt, aber ich verhielt mich so. Ich hatte auch Angst, daß jemand mitkriegen könnte, wer ich bin und wie ich bin. Ich war in meinen Augen nicht liebenswert und wollte die Enttäuschung und die Verletzungen vermeiden, die ein Heraustreten aus der Unverbindlichkeit, aus dieser unvollkommenen Art der Anonymität sicherlich mit sich gebracht hätte.

So war es für mich denn auch ein Schutz, daß ich bei AA in keine Mitgliedsliste eingetragen wurde, daß ich die anonyme Fliege bleiben konnte, die ich war. Ich konnte und - was dasselbe ist - ich wollte nicht zu mir stehen. Der Gedanke des Heimlichen, also der Mitgliedschaft in einer konspirativen Vereinigung, war reizvoll. Alles von anderen erfahren, ihr Herzblut aufzusaugen, ohne mich aus meinem sicheren Bunker herausbegeben zu müssen, entsprach meinem Kontrollbedürfnis. Ich war ***zu*** *bis zur Halskrause, wie man so schön sagt.*

Seitdem bin ich durch Krisen und Schmerzen gewachsen und geläutert worden. Ich habe ein spirituelles Verständnis von Anonymität gewonnen. Anonmym (grch. onoma = Name) ist einer, der aus sich keinen Namen mehr machen will, dem es nicht mehr um Macht, Besitz und Ruhm zu tun ist. Es geht für mich darum, daß mein dikkes, fettes ***Ego*** *auf ein Maß zurechtgestutzt wird, das es mir noch als Triebkraft für meine Weiterentwicklung er-*

hält, aber den Keim seiner Vernichtung schon in sich trägt. Und das ging nicht mit Kampf gegen das Ego. Das Ich richtet Mauern auf, muß sich abgrenzen, sich hinter Rollen verstecken (lat.: persona = Maske, wörtlich: durchtönen). Das ist seine Natur, die ich nicht ändern kann. Also muß ich mich von meinem Ego lösen (lassen), indem ich es annehme und Tag für Tag mehr ***zu Tode liebe****, so wird es zum Diener des Selbst.*

Wie bei überholten, politischen Systemen hält das ***Ich*** *in der Anfangszeit noch zäh an seiner Machtposition fest. Aber mit fortschreitender Genesung stürzt es in sich zusammen, nicht ohne Turbulenzen zu verursachen. Das sind Wachstumsschmerzen. Die Perestroika meiner Seele, das Zwölf-Schritte-Programm, sägt beständig an seinem Thron, und allmählich tritt* ***H.P.*** *an seine Stelle. Diese liebevoll anonyme Abkürzung für 'higher power = Gott' habe ich in amerikanischen Meetings häufig gehört. So werde ich befreit aus meinen Einseitigkeiten, meinem Abgesondertsein von der Ganzheit, meinem unheil-Sein, meiner Schuld. Sobald die Liebe Gottes ungehindert durch mich zu anderen hin strömt und sie Gottes Ebenbild in mir erkennen können, bin ich zur Fülle gekommen, vollkommen, geheilt, heil, heilig. Heute erlebe ich, was Paulus sagte: "Nicht, daß ichs ergriffen hätte, aber ich jage ihm nach!"*

Gebet und Meditation im Elften Schritt

Wie wir zur "Besinnung" kamen

Als die Zwölf Schritte der AA in ihrer heute noch verbreiteten deutschen Fassung formuliert wurden, besuch-

ten Leute in charakteristischen, farbigen Gewändern unsere Meetings. Manchen erschien es, als hätten sie, ausgehend vom indischen Ursprung ihrer Bewegung, das Wort "Meditation" für sich gepachtet. Aber AA darf doch mit keiner Sekte verbunden sein, warnten ängstliche Stimmen. Es waren nämlich im Team - so erzählte mir einer, der damals dabei war - Befürchtungen laut geworden, daß dieses Wort vielleicht Alkoholiker, die neu zu unseren Gruppen kommen würden, abschrecken könnte. Das Gegenteil von 'gekonnt' ist 'gut gemeint', und so meinte man es gut und übersetzte das englische "meditation" mit "Besinnung".

Angst macht dumm

Angst ist ein schlechter Ratgeber. Sie ist immer gebunden an mein Ego, das seinen Thron behalten will. Es will die Kontrolle nicht abgeben an eine Kraft, größer als ..., will sich schützen gegen ..., abgrenzen, absondern, sündig sein. Meditation kommt von lateinisch ***medium - Mitte****. Ich soll also mein Ego, meine äußere Person, beiseite treten lassen und mich konzentrieren auf die Mitte meiner Seele, auf das, was ich in meinem eigentlichen Wesen bin. Wenn ich schon 'Besinnung' sage, dann muß ich mich auf meinen innersten Sinn besinnen. Und das ist kein Denkprozeß, überhaupt nichts 'Kopfertes'. Im Blauen Buch habe ich gelesen : ". . .*

Egoismus - Ichbezogenheit!

Das glauben wir, ist die Wurzel allen Übels. Wir sind getrieben von allen möglichen Formen von Furcht, Selbst-

täuschung, Egoismus und Selbstmitleid." (AA S.71) "Zuallererst mußten wir aufhören, den lieben Gott zu spielen. Es funktionierte nicht. Als nächstes beschlossen wir im Dritten Schritt, daß von jetzt an Gott in diesem Drama des Lebens unser Regisseur sein sollte. Er ist der Chef, und wir handeln in seinem Auftrag. Die meisten guten Ideen sind einfach. Und diese Auffassung war der Schlußstein des neuen Triumphbogens, durch den hindurch wir zur Freiheit gelangten." (AA S.72) Dieses

"Dein Wille geschehe!"

findet nun seine Fortsetzung auf höherer Ebene im Elften Schritt. "Leben nach spirituellen Prinzipien", lernte ich, "ist keine Theorie. Wir müssen es leben." (AA S.96) "Was vorher nur eine Ahnung oder eine gelegentliche Eingebung war, wird allmählich ein wirksamer Bestandteil unseres Bewußtseins. Da wir noch unerfahren sind und gerade erst bewußt Verbindung mit Gott gefunden haben, ist es unwahrscheinlich, daß wir jederzeit inspiriert werden und uns die große Erleuchtung kommt. Wenn wir solche Erwartungen hegen, müssen wir wohl mit allerlei törichten Ideen und Handlungen bezahlen. Dennoch werden wir es erleben, wie unser Denken im Laufe der Zeit mehr und mehr in Einklang mit dem Wollen der Höheren Kraft kommt." (AA S.100) Mein Verstand muß also in der Meditation programmiert werden von der Kraft und Einsicht des liebenden Gottes unserer Zweiten Tradition.

Wozu Gebet und Meditation?

"Wenn ein AA sich nicht mit aller Kraft bemüht, nach den von uns empfohlenen Zwölf Schritten zu leben, ist ihm

sein Todesurteil fast sicher. Ein neuer Rückfall mit allen Konsequenzen ist keine Strafe, die ihm von Autoritätspersonen auferlegt wurde, sondern das Ergebnis der Nichtbeachtung der spirituellen Grundsätze." (Zwölf Schritte S.167) Stick to the winners! -

"Halte dich an die Gewinner!"

heißt ein verbreiteter AA-Spruch. Ich habe Vorbilder in Menschen gefunden, die gleich mir durch tiefste Tiefen gingen, sich in sich selbst zurückzogen, sich verloren gaben, eine Höhere Kraft in sich zur Wirksamkeit kommen ließen und so zu ***Siegern*** *wurden. Wozu also dieses beispielhafte 'sich zwischendurch immer wieder zurückziehen'? "Als Jesus nun merkte, daß sie kommen würden und ihn ergreifen, um ihn zum politischen Herrscher zu machen,* ***entwich er wieder*** *auf den Berg,* ***er selbst allein****." (Joh.6,15) Und sogar noch kurz vor Ultimo in Gethsemane: "Und als er dahin kam, sprach er zu ihnen: Betet, damit ihr nicht in Anfechtung fallt! Und* ***er riß sich*** *von ihnen los, etwa einen Steinwurf weit, und kniete nieder* ***und betete****: ... nicht mein, sondern Dein Wille geschehe." (Luk. 22,40f.) Ähnliches wird aus dem Osten mitgeteilt: "Buddha* ***floh*** *aus seinem Palast und fand* ***Zuflucht*** *und Frieden in dem ruhigen Wald. Dort in der* ***Einsamkeit*** *und Stille überkam sein Herz großes Mitgefühl. (Sad dharma pundarika sutra 2) "Durch die Ausübung der Meditation erwarb Buddha die innere Ruhe und einen friedvollen Geist. Er zeigt sowohl Zuneigung als auch Mitgefühl allen Menschen gegenüber; er ist voller* ***Glückseligkeit*** *und Ruhe im Herzen, ganz ohne verzehrende Leidenschaften.*

Dieser Zustand der Ausgeglichenheit entspricht seinem reinen Herzen." (Majjhima Nikaya 8,77.) Es ist eben

das innere Wesen

des vordergründig mit den fünf Sinnen Wahrnehmbaren, diese andere, eigentliche Wirklichkeit, die hinter der materiellen Welt durchscheint. Der Mensch sieht, was vor Augen ist. Der natürliche Mensch vernimmt nichts vom Geiste Gottes, denn er ist verwickelt in die Last der Vergangenheit und geplagt von Zukunftsängsten und hektisch beschäftigt und überflutet von Sinnesreizen. Bewußtheit, die bewußte Verbindung zu Gott, wie wir ihn verstehen, läßt sich nur sehr schwer verbinden mit Handeln und Grübeln. Das AA-Programm empfiehlt mir Ausgewogenheit nach dem Ausspruch "Bete ***und*** *arbeite". Seit ich ernsthaft bete und meditiere, komme ich mit Bereichen in Kontakt, für die mir oft die passenden Worte fehlen. Aber es läßt sich indirekt verdeutlichen, durch die Verwendung von Bildern. Laßt mich die Meditation mit dem Schlaf vergleichen: Der Schlaf ist der kleine Bruder des Todes.*

Hier erstirbt mein Ego

und gibt die Kontrolle ab an mein inneres Selbst. Träume sind nicht Schäume, sind nicht Schall und Rauch, sondern unser Leben, so wie wache Stunden auch. Viele im wahrsten Sinne des Wortes 'wissenschaftliche' Erkenntnisse entstammen solchen Träumen, z.B. das chemische Periodensystem der Elemente von Mendelejew. Ich selbst habe überraschende technische Lösungen für meine Ar-

beit als Ingenieur in der Meditation und im Traum gefunden. Es ist eben **nicht** *das intellektuelle Denken, das zu solchen Einfällen führte. Als ich darüber berichtete, ist gespöttelt worden: "Den Seinen gibt's der Herr im Schlaf", und so ist es tatsächlich. In der Kunst ist es noch offensichtlicher. Bei Gedichten oder kleinen Kompositionen waren mein Denkapparat und eingeübte Fertigkeiten erst im nachhinein dazu da, den intuitiv erspürten Inhalt in eine passende Form zu bringen.*

Ein weiteres Bild: Der Orgasmus ist der große Bruder des Todes. Auch hier erstirbt das Ego und geht auf in der Einheit. Ich erlebe ihn, wie das kurze Aufblitzen eines Trance-Zustandes, in dem das Gefühl für Raum und Zeit verloren geht und **ich nur noch bin, was ich bin***. Das östliche Tantra lehrt ihn als Pfad zum spirituellen Erwachen, der Erleuchtung, indem es das alte Wissen um die Funktion der sieben Kraftzentren (Chakren) des Körpers verwendet, um Blockaden aufzulösen und den ungehinderten Fluß der Lebensenergien zu verwirklichen. Orgasmus und Rausch sind verwandt mit* **Ekstase***. Sie begegnet mir wieder bei Bills Lichterlebnis, in Ritualen der sogenannten Naturvölker oder bei den Propheten der jüdischen Tradition. Die christliche Überlieferung spricht davon, daß Paulus "verzückt ward bis in den dritten Himmel." (2.Kor.12,2.) Wenn ich also nun*

im Wachzustand mein Ego beiseite stellen

und meditieren will, dann schalte ich erst einmal die äußeren Sinneseindrücke ab. Ich brauche keine Gurus, keine speziellen Rituale dazu. Wenn mir jemand seine

Methode als die alleinseligmachende anpreist, kann ich es betrachten, wie im Meeting. Wenn es ihm geholfen hat, kann ich mir davon nehmen, was ich will und den Rest beiseite lassen; denn jeder muß seinen eigenen Weg gehen. Ich tue es ganz ähnlich, wie ich es vor dem Einschlafen tun würde, wenn mich keine dringenden körperlichen Bedürfnisse mehr beunruhigen. Also Licht aus, Augen zu, keine störenden Geräusche, mich vor dem Kalt-werden schützen, eine entspannende Körperhaltung einnehmen. Da es nicht um das Herbeiführen des üblichen Schlafes geht, ist es mir hilfreich, den Oberkörper dabei aufrecht zu halten. Zunächst war ich ungeübt im Meditieren. Ich wollte meinem Ego

eine Eselsbrücke bauen,

*ähnlich wie beim Schäfchenzählen. Bei meiner Suche entdeckte ich, daß der Er**findung**sreichtum der Menschen in der Vergangenheit nahezu unerschöpflich war, um diesen Zweck zu erreichen, das Ego durch Konzentration auf einen der 6 Sinne abzulenken, allmählich zu entleeren und so den inneren Frieden, die Verbindung zum Göttlichen, den Zustand der Glückseligkeit zu erlangen:*

1.Sehen:
durch das Betrachten eines Bildes (Gemälde, Berggipfel, Kruzifix, Mandala, Kristallkugel)

2.Hören:
das Versenken in eine Musik (Klassik, Gregorianischer Kirchengesang, Meditationskassetten mit Synthesizerklängen) oder Rhythmen (Trommeln, Meeresbrandung)

3.Riechen:
die Konzentration auf einen angenehmen Geruch (Weihrauch in der orthodoxen Tradition, Räucherstäbchen)

4.Schmecken:
Essen, Trinken, Fasten (christl. Abendmahl, Einhalten von Speisevorschriften z.B. koscher, vegetarisch, Speise- und Trankopfer)

5.Fühlen:
einförmige Bewegungen (Spazierengehen, wiegender Oberkörper betender Juden, kultische Tänze, Sexualpraktiken, Tantra Yoga)

6.Denken:
das wiederholte ins Bewußtsein rufen oder Hersagen von Worten (AA "24 Stunden am Tag", jüdische Psalmen, katholischer Rosenkranz, 33 Perlen des Islam, Autosuggestion, autogenes Training, Mantras)

"Mach es nicht zum Selbstzweck!"

lautet meine Erfahrung. Meine ersten Meditationsversuche in einer Jugendgruppe fanden 1971 mit einem Foto von sich in der Ferne verlierenden Eisenbahnschienen mit Weichen im Vordergrund statt. Ich wußte es nicht besser und habe es den anderen nachgeahmt, indem ich versuchte möglichst geistreich daherzuplappern, was mir zu dem Bild in den Kopf kam. Das sollte dann Meditation sein. Es brachte mir nichts und ich ließ es bleiben. Im weiteren Verlauf meines Lebens habe ich dann fast alle der vorstehend genannten Methoden ausprobiert. Und wie die meisten westlichen Menschen verband ich mit dem Begriff 'Meditation' fast ausschließlich solche Vorstufen. Aber das braucht nur der Einstieg zu sein, in dem ich nicht steckenbleiben muß. Es dient nur dazu mich loszureißen, mich aus der Verwicklung mit dem vordergründigen, oberflächlichen, alltäglichen, materiellen, ichhaften zu lösen. Das ist

die erste Stufe, die Ruhe.

Und dann lasse ich, wie beim Einschlafen, alles ablaufen: an Regungen der Emotionen und des Körperlichen. Das wiederholte Gähnen unterdrücke ich hierbei nicht, denn es ist eine wirksame Unterstützung. So bringe ich mich nun also zur Ruhe. Übrigens bin ich zu der Auffassung gelangt, daß es bis auf Ausnahmen für mich nicht erforderlich oder erstrebenswert ist, stunden- oder gar tagelang weltflüchtig in Meditation zu verharren, denn mein Leben und meine Entwicklung findet im Diesseits statt. Die hier als Stufen bezeichneten Phasen der Meditation sind für mich keine festen Rituale. Ich kann mich auch mitten im größten Stress oder in einer überfüllten Straßenbahn abschalten und in den Energiestromkreis Gottes einklinken, um Wegweisung und Kraft zu bekommen, für das, was nun zu tun oder zu lassen ist. Die erste geht über in

die zweite Stufe, die Stille.

Ich ziehe mich zurück in mein inneres Selbst, als stiller Beobachter. Ich betrachte mich selbst, als ob ich mir in einem ablaufenden Film oder Theaterstück selbst zuschaue. Ich beteilige mich nicht mehr an den widerstrei-

tenden Antrieben in mir. Viele von uns kennen ähnliche Erfahrungen schon aus der Trinkerzeit, wo uns alles um uns herum egal wurde und wir nur noch teilnahmslos zuschauten. Denn die Menschheit benutzte und benutzt neben den oben bereits erwähnten Eselsbrücken auch rauschmachende Mittel, wie "in vino veritas - Im Wein liegt Wahrheit" und andere Drogen, zum gleichen Zweck. Selbst Bill W. war an Experimenten mit LSD stark interessiert und hat sich seinerzeit damit den Argwohn seiner AA-Freunde zugezogen. Alle diese Eselsbrücken sind insofern untereinander gleichrangig. Aus meinem Wissen über Alkohol wird mir eindrucksvoll deutlich, daß sie - zum Selbstzweck verkommen - in furchtbare Katastrophen führen oder bestenfalls nach einiger Zeit - trotz Dosissteigerung - ihre beabsichtigte Wirkung verlieren. Deshalb steht die Meditation auch erst nach dem Ersten bis Zehnten Schritt in unserem Programm. Es ist

nichts für Quereinsteiger

Ich mußte mich erst der Höheren Kraft, wie ich sie verstehe, anvertrauen, eine ehrliche Bestandsaufnahme machen, mich von behindernden Mängeln befreien lassen und in der Wiedergutmachung meine sprichwörtlichen Leichen im Keller loswerden. Erst dann war ich wirklich reif für den Elften Schritt. Andernfalls wecke ich ungezügelte Kräfte, die dann auch wirksam werden, aber nach dem Motto "... die ich rief, die Geister, werd' ich nun nicht los!" Ich weiß, wovon ich rede, denn ich bin diesem Schicksal nur um Haaresbreite entronnen, als ich solche Geistkräfte zu egoistischen Zwecken heranziehen wollte. Das kann mich und andere zerstören. Solche Versuche sind nicht nachahmenswert. Let go, let God! ***Loslassen, Gott überlassen****. Ich kann nicht tiefer fallen, als in die Hände Gottes. Das rufe ich mir immer wieder ins Bewußtsein. Daraus folgt*

die dritte Stufe, der Frieden

Der innere Frieden ist die größte Kraft. Er programmiert meine Sinne, meinen Stoffwechsel bis hinein in die einzelnen Zellen und bringt Harmonie und Heilung. Im Frieden kommt das im Schatten gelegene ans Licht, sind die widerstreitenden Gegensätze zum Ausgleich gebracht. Ich entdecke, daß ich in mir Möglichkeiten habe Böse ***und*** *Gut zu sein, und daß ich nicht mehr darin gefangen bin. Hier erhalte ich die Kräfte zu wunderbaren Dingen: von der Heilung körperlicher Symptome bis zur Heilung der Beziehungen von Mensch zu Mensch und von Mensch zu Gott. Dann kommt*

die vierte Stufe, das Schweigen.

Aus dem Schweigen kommt immer genau das, was ich brauche. Mein inneres Selbst ist hier der Meister dieses Vorgangs. Es braucht mich nicht zu interessieren oder gar zu ängstigen, was da an Kräften von unten aufsteigt und von oben herabkommt, sich durchdringt, ***Eins*** *wird; vor allem nicht gleich analysierend, interpretierend zerdenken! Ich kann Bill gut nachfühlen, daß er an seinem Verstand zweifelte und seinen Arzt, Dr. Silkworth, zu Rate zog, als er* ***das Licht*** *sah und seitdem der Zwang zum Trinken wegfiel. (AA wird mündig S.107) Dieses Licht ist letztlich Ausgangspunkt, Grundlage und Ziel von AA.*

Sonst gäbe es unsere Gemeinschaft gar nicht. Bill hatte, wie ich und jeder Mensch, der so etwas erlebt, Schwierigkeiten, die intensiven, kraftvollen Erfahrungen in diesem spirituellen Bereich mit Worten der Umgangssprache zu schildern. Diese göttlichen Dinge lassen sich nur teilweise schriftlich ausdrücken. Sie werden aber direkt und unmittelbar ausgedrückt, durch das, was ich bin und ausstrahle. Laßt mich also das Unvollkommene wagen, um euch eine Idee davon zu geben, was - bei jedem anders - passieren kann:

"... ich dachte, daß ich dem Tode nahe sei, als meine Seele plötzlich Gottes innewurde und er mich offenkundig heimsuchte, indem er mich durch die Gegenwart von intensiver persönlicher Wirklichkeit sozusagen berührte. Ich fühlte ihn wie Licht in mich einströmen ..."

Oder: "... ich hatte plötzlich, ohne Vorwarnung, das Gefühl, daß ich im Himmel sei - ein Zustand innerer Friedlichkeit und Freude und Gewißheit von unbeschreiblicher Intensität, begleitet von dem Gefühl, in einer warmen Glut von Licht gebadet zu werden, als wenn die äußeren Verhältnisse den inneren Effekt bewirkt hätten - ein Gefühl, die Grenzen des Körpers verlassen zu haben, obwohl die Szene, die mich umgab, klare Konturen hatte und mir aufgrund des hellen Lichts, in dessen Mitte ich zu stehen schien, näher zu sein schien als vorher ..."

*Oder: "**In diese** alles **durchdringende Atmosphäre gelangen wir vergessend** und vergessen; und hinfort ist jedes alles in Gott. Es gibt nichts Höheres, nichts Tieferes, nichts Anderes als das Leben, in dem wir gegründet sind. Das*

Eine bleibt, das Viele ändert sich und schwindet; und jeder einzelne von uns ist das Eine, das bleibt. Dies ist das Letzte ..."

Im Selbstvergessen liegt der Friede

heißt es auch in der Literatur der Anonymen Alkoholiker (Sechs Artikel von Bill, S.46, Zwölf Schritte - Zwölf Traditionen, S.94). Solche Sätze sind also nicht nur weise Sprüche von irgendwelchen verstaubten Heiligen, sondern können nachvollziehbare Wirklichkeit für uns - dich und mich - sein, wenn wir nur wollen.

Die Seitenangaben beziehen sich auf die deutschsprachige AA-Literatur

... die am reichsten gesegnet sind

Liebe Freunde, ich heiße Don und bin Alkoholiker. Ich bin heute trocken durch die Gnade des lebendigen Gottes und durch das Wunder von AA.

Ich bin regelrecht überrumpelt worden, zu meinem ersten AA-Meeting zu gehen. Ich hielt mich selbst nicht für einen Alkoholiker. Ich wollte auch nichts mit Alkoholikern zu tun haben. Und selbst wenn ich ein kleines bißchen alkoholisch gewesen wäre, wußte ich, daß mir AA nichts bringen konnte. Denn ich war ja ganz anders.

Mein Problem bestand darin, daß ich so ein empfindsames Sensibelchen war, daß ich mich noch nie im ganzen Leben verstanden gefühlt hatte, nicht von meinen Eltern,

Lehrern oder sonst jemand. Aber ich bekam Druck von meiner sehr zornigen Ehefrau, den zwei Kindern, der Bank, dem Arzt und dem Geistlichen. Sie steckten wahrscheinlich alle unter einer Decke. Schließlich gab ich nach und ging zu so einem Meeting der Anonymen Alkoholiker. Aber das war mehr ein Kompromiß. Ich war sicher, daß das nichts für mich war. Als ich im Meeting ankam, waren außer mir noch vier andere Männer anwesend. Jeder erzählte ausführlich, wie er einmal gewesen war. Und während sie so sprachen, schöpfte ich den Verdacht, meine Frau hätte ihnen am Telefon alles über mich verraten. Deshalb beschloß ich ihr nachher zu Hause gehörig die Meinung zu sagen.

Während sie weitersprachen, berichteten sie allerdings auch bestimmte Sachen, die meine Frau überhaupt nicht wissen konnte. Also habe ich ziemlich argwöhnisch gefragt: "Wie kommt es, daß ihr soviel über mich wißt?" Sie antworteten: "Wir sprechen nicht von dir. Das sind lediglich die üblichen Auswirkungen des Alkoholismus!" Und als ich protestierte: "Bei mir ist das zwar alles so, wie ihr sagt, aber ich ***bin*** *doch kein Alkoholiker!" lächelten sie sich nur bedeutungsvoll zu und machten einfach weiter. Das Meeting dauerte an.*

Übrigens dauerte ein Meeting damals so lange, wie es dauern mußte, bis der Neue davon überzeugt war, daß er zum nächsten Meeting wiederkommen wollte. Das Meeting begann exakt abends halb neun und ich war nicht vor früh halb drei zu Hause. Ich habe es seit diesem Tag nicht mehr nötig gehabt noch einmal Alkohol zu trinken, Psychopharmaka zu schlucken, einen Joint zu rau-

chen oder sonst irgendwelche bewußtseinsverändernde Drogen zu nehmen. Dieses erste Meeting war im Februar 1948, also vor 43 Jahren. Ich bin seitdem immer zu den Meetings der Anonymen Alkoholiker gegangen.

Wenn mich Freunde fragen "Gehst Du immer noch zu diesen Meetings?" und ich antworte "Ja!", dann sagen sie "Du hast doch seit 43 Jahren nichts getrunken. Warum gehst du immer noch?" Dann ziehe ich gern etwas zum Vergleich heran, was ich schon damals an mir hatte, als ich das erste Meeting besuchte: Mief! Ich schien der letzte in der ganzen Stadt zu sein, der herausfand, daß ich stank. Deshalb ähnelt mein Alkoholismus so dem Körpergeruch. Jeder roch ihn, jeder wußte es, nur ich nicht.

Ich vergleiche meinen Alkoholismus auch deshalb mit schlechtem Geruch, weil es noch mehr Parallelen gibt. Ich nahm meinen Freunden und meiner Familie jede Anspielung darauf übel. Wenn ich ausging, fühlte ich mich nur unter Leuten wohl, die genauso rochen wie ich. So groß die Erfolge der heutigen Wissenschaft auch sein mögen, man hat noch kein Allheilmittel gefunden. Es gibt keine Heilung von Körpergeruch oder Alkoholismus. Aber es gibt erfolgreiche Behandlung für beides. Wenn du also schlecht riechst, kannst du dich regelmäßig und konsequent mit Wasser und Seife waschen. Eine erfolgreiche Therapie für Alkoholismus besteht im regelmäßigen, konsequenten Besuch der Meetings der Anonymen Alkoholiker. Wenn mir also jemand sagt "Du hast 43 Jahre nicht getrunken, wieso brauchst du noch AA?" dann sagt er ja "Du hast seit 43 Jahren nicht gestunken, wieso wäschst du dich eigentlich immer noch?"

Im Laufe der Zeit erkannte ich, daß Alkoholismus eine dreifache Krankheit ist. Sie ist körperlich, emotional und spirituell. Erst in den 80iger Jahren entdeckten die Gen-Forscher, daß die körperliche Empfindlichkeit gegenüber Alkohol als biochemische, genetische Störung betrachtet werden muß. Das heißt im Klartext: Wir kommen schon als Alkoholiker auf die Welt, ob wir das nun wahrhaben wollen oder nicht. Die emotionalen und spirituellen Schwierigkeiten, an denen wir leiden, mögen umweltbedingt sein. Gerade deshalb ist es so wichtig, daß wir einen fähigen Sponsor bei den Anonymen Alkoholikern haben!

Im Laufe der Entwicklung kam es mit der Zeit zu Veränderungen in AA. Das Durchschnittsalter ist gesunken. Jahr für Jahr kommen jüngere Menschen zu AA. Unsere Sponsorschaft sieht heute (in den USA) so aus, daß wir zwei bis drei unserer neuen Schützlinge an einem Abend in der Woche zusammennehmen, um mit ihnen über die Grundlagen zu sprechen. Während dieser Info-Meetings können sie auch Fragen stellen. Wir gehen auch auf alltägliche Dinge, wie Geld, Verabredungen mit der Freundin und ähnliches ein.

Als ich zu AA kam und sie von Gott sprechen hörte, stieß mich das sehr ab, denn ich war Atheist. Ich sagte: "Mit dieser Art Religion kann und will ich nichts zu schaffen haben!" Sie antworteten mir: "Wir sprechen nicht von Religion sondern von einer spirituellen Lebensweise." Ich fragte: "Was ist denn da der Unterschied?" Sie brachten mir bei, daß Religion eine organisierte Form von Kult-

handlungen und Glaubensdingen sei, während "spirituell" sich auf einen Zustand des Bewußtseins beziehe.

Dann erzählten sie mir etwas von einer Kraft - größer als mein Selbst. Und sie sagten: "Wir machen jetzt folgendes: **Du faßt den Entschluß, deinen Willen und dein Leben herumzuwenden, hin in die Obhut Gottes, wie Du ihn verstehst.** *"Aber" sagte ich "ich verstehe ihn nicht!" "In diesem Fall, Don" sagten sie, "mußt du eben deinen Willen und dein Leben der Fürsorge Gottes zuwenden, ob du ihn nun verstehst oder nicht!" Ich fragte: "Wie macht ihr das?" Die Antwort war: "Du hast dich jahrelang so verhalten, als ob es keinen Gott gäbe. Jetzt* **tue** *einfach mal so,* **als ob** *es einen gäbe und schau', was passiert!" Daraufhin begann etwas gesunder Menschenverstand zu mir zurückzukehren.*

Wenn ich euch meine Armbanduhr hier zeige und euch sage, daß sie ein Schweizer Präzisions-Erzeugnis ist und mir seit 25 Jahren die exakte Zeit anzeigt, wird das niemand bezweifeln. Aber die Einzelteile dieser Uhr sind nicht von selbst ineinandergeflogen, sondern sie wurden von einem versierten Fachmann angefertigt und zusammengesetzt. Und deshalb brauche ich nur die Welt, in der ich lebe, zu betrachten. Da geht die Sonne jeden Morgen auf und am Abend unter, die Sterne halten sich an ihre Bahn, und wir haben die Jahreszeiten. Die Welt kann sich genausowenig selber zusammengesetzt haben wie meine Uhr. Sie muß von einer sehr befähigten Kraft geschaffen worden sein.

Ein anderes Wunder, das mir aufging, waren die Hände der Menschen. Sie sehen alle mehr oder weniger ähnlich aus. Und doch gleichen die Fingerabdrücke nie denen eines anderen, nicht unter euch, nicht unter meinen 270 Millionen amerikanischen Landsleuten und noch nicht einmal unter den 5,2 Milliarden Menschen auf der ganzen Welt. "Wie ist so etwas möglich?" fragte ich mich. Es kann nur ein Wunder sein. Aber es gibt mir auch ein Gefühl der Sicherheit. Denn das bedeutet doch, daß jeder einzelne von uns ein einzigartiges Wesen ist, an seinen Platz gestellt zu seinem Zweck.

Ich besann mich auf diese Kraft und fing an zu beten und um viele Dinge zu bitten. Aber nichts passierte. Ich muß zugeben, daß solche Gebete niemals erhört wurden. **Erst im Laufe der Zeit wurde mir klar, daß ich nicht die Geschenke bekam, um die ich bat, stattdessen wurde mir immer das geschickt, was ich brauchte!** *Vor einigen hundert Jahren beschrieb ein unbekannter Soldat die Wege dieser Höheren Kraft. Und wenn ich über seine Worte nachsinne, kann ich besser verstehen, wie ER auf geheimnisvolle Weise wirkt und seine Wunder vollbringt.*

Es geht so:

Ich bat Gott um Stärke,
die ich erreichen möge,
aber ich wurde geschwächt,
auf daß ich demütig gehorchen lernen konnte.

Ich bat um Gesundheit,
auf daß ich Großartiges tun möge,
es wurde mir Krankheit gegeben,
auf daß ich Besseres vollbringen konnte.

Ich bat um Reichtümer,
auf daß ich glücklich sein möge,
es wurde mir Armut gegeben,
auf daß ich weise werden konnte.

Ich bat um alle Dinge,
auf daß ich mich des Lebens erfreuen möge,
stattdessen wurde mir das Leben gegeben,
auf daß ich mich aller Dinge erfreuen konnte.

Ich habe nichts,
was ich mir erbat,
aber alles,
auf das ich Hoffnung hatte.

Trotz meiner Ichhaftigkeit
wurde mir so Antwort auf meine Gebete.
Und ich gehöre zu den Menschen,
die am reichsten gesegnet sind.

Die Zwölf Versprechen

The Big Book, Third Edition, page 83/84, says in chapter 6, "Into Action", which results will appear by working in the phase of step one to nine to achieve sobriety:

If we are painstaking about this phase of our development, we will be amazed before we are half way through.

1. We are going to know a new freedom and a new happiness.

2. We will not regret the past nor wish to shut the door on it.

3. We will comprehend the word serenity ...

4. ... and we will know peace.

5. No matter how far down the scale we have gone, we will see how our experience can benefit others.

6. That feeling of uselessness and selfpity will disappear.

7. We will loose interest in selfish things and gain interest in our fellows.

8. Self-seeking will slip away.

9. Our whole attitude and outlook upon life will change.

10. Fear of people and of economic insecurity will leave us.

11. We will intuitively know how to handle situations which used to baffle us.

12. We will suddenly realize that God is doing for us what we could not do for ourselves.

Are these extravagant promises? We think not. They are being fulfilled among us - sometimes quickly, sometimes slowly. They will always materialize if we work for them.

Im "Blauen Buch" der Anonymen Alkoholiker auf Seite 96/97 steht im Kapitel 6, "In die Tat umgesetzt", welche Resultate uns erwarten, wenn wir die Schritte eins bis neun machen, um nüchtern zu werden:

Wenn wir in diesem Abschnitt unserer Entwicklung sehr gewissenhaft sind, werden wir verblüfft sein, noch bevor wir den Weg zur Hälfte zurückgelegt haben.

1. Wir werden eine neue Freiheit und ein neues Glück kennenlernen.

2. Wir wollen die Vergangenheit weder beklagen noch die Tür hinter ihr zuschlagen.

3. Wir werden verstehen, was das Wort Gelassenheit bedeutet, ...

4. ... und erfahren, was Frieden ist.

5. Wie tief wir auch gesunken waren, wir werden merken, daß andere aus unseren Erfahrungen Nutzen ziehen können.

6. Das Gefühl der Nutzlosigkeit und des Selbstmitleids wird verschwinden.

7. Unsere Ichbezogenheit wird in den Hintergrund treten, das Interesse an unseren Mitmenschen wachsen.

8. Unser Egoismus wird dahinschmelzen.

9. Unsere Einstellung zum Leben und unsere Erwartungen werden sich ändern.

10. Angst vor Menschen und vor wirtschaftlicher Ungewißheit werden schwinden.

11. Ohne lange nachzudenken, werden wir jetzt mit Situationen fertig, die uns früher umgeworfen haben.

12. Plötzlich wird uns bewußt, daß Gott für uns das erledigt, wozu wir allein nicht in der Lage sind.

Sind das alles leere Versprechungen? Wir meinen nicht. Sie werden uns erfüllt — manchmal schneller, manchmal langsamer. Sie werden immer Wirklichkeit, wenn wir daran arbeiten.

Die Zwölf Schritte

1. We admitted we were powerless over alcohol - that our lives had become unmanageble.

2. Came to believe that a Power greater than ourselves could restore us to sanity.

3. Made a decision to turn our will and our lives over to the care of God as we understood Him.

4. Made a searching and fearless moral inventory of ourselves.

5. Admitted to God, to ourselves, and to another human being the exact nature of our wrongs.

6. Were entirely ready to have God remove all these defects of character.

7. Humbly asked Him to remove our shortcomings.

8. Made a list of all persons we had harmed, and became willing to make amends to them all.

9. Made direct amends to such people wherever possible, except when to do so would injure them or others.

10. Continued to take personal inventory and when we were wrong promptly admitted it.

11. Sought through prayer and meditation to improve our conscious contact with God as we understood Him, praying only for knowledge of His will for us and the power to carry that out.

12. Having had a spiritual awakening as the result of these steps, we tried to carry this message to alcóholics, and to practice these priciples in all our affairs.

1. Wir gaben zu, daß wir dem Alkohol gegenüber machtlos waren - und unser Leben nicht mehr meistern konnten.

2. Wir kamen zu dem Glauben, daß eine Kraft, größer als wir selbst, uns unsere geistige Gesundheit wiedergeben kann.

3. Wir faßten den Entschluß, unseren Willen und unser Leben der Sorge Gottes - wie wir Ihn verstanden - anzuvertrauen.

4. Wir machten eine gründliche und furchtlose [moralische] Inventur in unserem Inneren.

5. Wir gaben Gott, uns selbst und einem anderen Menschen gegenüber unverhüllt unserer Fehler zu.

6. Wir waren völlig bereit, all diese Charakterfehler von Gott beseitigen zu lassen.

7. Demütig baten wir Ihn, unsere Mängel von uns zu nehmen.

8. Wir machten eine Liste aller Personen, denen wir Schaden zugefügt hatten, und wurden willig, ihn bei allen wiedergutzumachen.

9. Wir machten bei diesen Menschen alles wieder gut - wo immer es möglich war -, es sei denn, wir hätten dadurch sie oder andere verletzt.

10. Wir setzten die Inventur bei uns fort, und wenn wir Unrecht hatten, gaben wir es sofort zu.

11. Wir suchten durch Gebet und Meditation die bewußte Verbindung zu Gott - wie wir Ihn verstanden - zu vertiefen. Wir baten Ihn nur, uns Seinen Willen erkennbar werden zu lassen und uns die Kraft zu geben, ihn auszuführen.

12. Nachdem wir durch diese Schritte ein spirituelles Erwachen erlebt hatten, versuchten wir, diese Botschaft an Alkoholiker weiterzugeben und unser tägliches Leben nach diesen Grundsätzen auszurichten.

Die Zwölf Traditionen

1. Our common welfare should come first; personal recovery depends upon A.A. unity.

2. For our group purpose there is but one ultimate authority - a loving God as He may express Himself in our group conscience. Our leaders are but trusted servants; they do not govern.

3. The only requirement for A.A. membership is a desire to stop drinking.

4. Each group should be autonomous except in matters affecting other groups or A.A. as a whole.

5. Each group has but one primary purpose - to carry its message to the alcoholic who still suffers.

6. An A.A. group ought never endorse, finance or lend the A.A. name to any related facility or outside enterprise, lest problems of money, property and prestige divert us from our primary purpose.

7. Every A.A. group ought to be fully self supporting, declining outside contributions.

8. Alcoholics Anonymous should remain forever nonprofessional, but our service centers may employ special workers.

9. A.A., as such, ought never be organized; but we may create service boards or committees directliy responsible to those they serve.

10. Alcoholics Anonymous has no opinion on outside issues; hence the A.A. name ought never be drawn into public controversy.

11. Our public relations policy is based on attraction rather than promotion; we need always maintain personal anonymity at the level of press, radio and films.

12. Anonymity is the spiritual foundation of all our Traditions, ever reminding us to place principles before personalities.

1. Unser gemeinsames Wohlergehen sollte an erster Stelle stehen; die Genesung des einzelnen beruht auf der Einigkeit in AA.

2. Für den Sinn und Zweck unserer Gruppe gibt es nur eine höchste Autorität - einen liebenden Gott, wie Er sich im Gewissen unserer Gruppe zu erkennen geben mag. Unsere Führer sind nur betraute Diener; sie herrschen nicht.

3. Die einzige Voraussetzung für die AA-Mitgliedschaft ist der Wunsch mit dem Trinken aufzuhören.

4. Jede Gruppe sollte selbständig sein, außer in Dingen, die andere Gruppen oder AA als Ganzes betreffen.

5. Jede Gruppe hat nur eine Hauptaufgabe, ihre Botschaft zu dem Alkoholiker zu bringen, der noch leidet.

6. Eine AA-Gruppe sollte niemals eine verwandte Einrichtung oder ein außenstehendes Unternehmen gutheißen, finanzieren oder mit dem AA-Namen decken, damit uns nicht Geld-, Besitz und Prestigeprobleme von unserer Hauptaufgabe ablenken.

7. Jede Gruppe sollte sich völlig selbst erhalten und von außen kommende Zuwendungen ablehnen.

8. Die Tätigkeit der Anonymen Alkoholiker sollte für immer außerberuflich bleiben, jedoch dürfen unsere Dienstzentren Fachkräfte anstellen.

9. AA, als solches, sollte niemals organisiert werden. Aber wir dürfen Dienst-Ausschüsse und -Kommitees bilden, die denjenigen direkt verantwortlich sind, welchen sie dienen.

10. Anonyme Alkoholiker nehmen niemals Stellung zu Fragen außerhalb ihrer Gemeinschaft; deshalb sollte auch der AA-Name niemals in öffentliche Streitfragen verwickelt werden.

11. Unsere Öffentlichkeitsarbeit stützt sich mehr auf Anziehung als auf Werbung. Wir haben stets unsere persönliche Anonymität gegenüber Presse, Rundfunk, Film und Fernsehen zu bewahren.

12. Anonymität ist die spirituelle Grundlage aller unserer Traditionen, die uns immer daran erinnern soll, Prinzipien über Personen zu stellen.

Kontaktadressen Anonymer Selbsthilfegruppen

*Anonyme Alkoholiker **AA***
Postfach 460227, 8000 München 46
Tel. (089) 3164343

*Anonyme Eßsüchtige **OA***
Postfach 106206, 2800 Bremen
(Overeaters Anonymus)

*Emotions Anonymus **EA***
Katzbachstraße 33, 1000 Berlin 61
Tel. (030) 7867984
(Selbsthilfegruppen für emotionale Gesundheit)

Al-Anon Familiengruppen
Emilienstraße 4, 4300 Essen
Tel. (0201) 773007
(Angehörige und Bekannte von Alkoholikern)

GA-Kontaktstelle
Eilbecker Weg 20, 2000 Hamburg 76
Tel. (040) 2099009 + 2099019 (Mo-Fr 19-21 Uhr)
(Gamblers Anonymous — Anonyme Spieler)

AS Deutschland
Postfach 1262, 7500 Karlsruhe)
(Anonyme Sexsüchtige)

S-Anon
Kreuzstraße 13, 7500 Karlsruhe
(Angehörige von Sexsüchtigen)

Narcotics Anonymus
Postfach 1272, 6078 Egelsbach
(Tabletten- und Drogensüchtige)